U0058031

高齡者的諮商與心理治療

從精神動力觀點出發

Counselling and Psychotherapy with Older People:
A Psychodynamic Approach

Paul Terry　著

秦秀蘭、李靈　譯

Counselling and Psychotherapy with Older People

A Psychodynamic Approach

Paul Terry

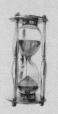

目次

第一篇　直接面對面治療／1

目次

目次

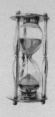

作者簡介

　　Paul Terry 是倫敦大學伯克貝克學院（Birkbeck College）的諮商講師，也是一位臨床心理學家，以及英國國家衛生事業局的專業高齡者督導。他在精神動力學派諮商上擁有多年教學經驗，同時也是心理學家，專門從事於高齡者相關的工作。

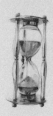

譯者簡介

秦秀蘭

學歷：國立台灣師範大學社會教育學系博士
　　　美國南加州大學（USC）教育學院研究
　　　國立台灣師範大學特殊教育學系碩士

現任：稻江科技暨管理學院老人福祉與社會工作學系
　　　助理教授

曾任：國中教師、主任、校長；社區高齡社群領導人

李靈

學歷：國立台灣大學戲劇研究所碩士（專攻劇本寫作）
　　　國立台灣大學歷史系畢業

現任：專業隨行翻譯、口譯人員，目前定居維也納從事翻譯
　　　寫作

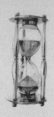

作者致謝詞

我想對那些為本書貢獻的高齡朋友們以及他們的照護者表達感謝。我要感謝醫院主任 Grace Bartholomew、副主任 Pat Smiton 以及臨床心理學部門主任 Roger Ramsden 不斷地支持；也要感謝我的臨床指導監督者與分析師讓我能持續並發展這項工作；還要感謝我現在的治療師讓修訂版得以誕生。

與 David Armstrong 共同進行的組織諮商工作對我的幫助很大，他後來在格拉布機構（Grubb Institute）當主任；接著是與在塔維史多克診所（Tavistock Institute）人類關係部門的 Eric Miller 共事，也讓我獲益良多。

我要感謝我的編輯 Stephen Frosh 幫助我準備本書的第二版（編按：本書為原文書第二版）。我的老朋友，也是同僚的 Ellen Noonan 在我撰寫第一版時慷慨賜教，也在我為第二版尋找新資料時多方鼓勵。同時我也要對我在倫敦大學伯克貝克學院的學生與同僚們表達感謝，在諮商與心理治療方面，我從你們身上獲益良多，而且仍然不斷受到啟發。

我非常感激我的臨床心理學實習生 Dominik Ritter、Michele Cloherty 與 Gary Walker，他們同意我運用與他們的督導來撰寫本書最後一章節。

我的出版商與我都非常感謝 A.H. Mann 博士的許可，讓我在書中引用「丹尼男孩」（*Danny Boy*）這首歌的歌詞。

最後，特別感謝 Philip Chklar 不斷持續的支持。

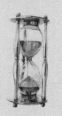

作者序

　　當我撰寫本書第一版的時候，我正值五十多歲的壯年，和我的高齡患者們相比，我仍然可以感覺到自己相對的年輕些。十年之後，本版所呈現的是一個更年長治療師的自我投射，包含個人對老化所帶來痛苦的體驗，以及較長的生活經驗所帶來的好處。本次改版可以說是給了我一個機會，整理那些因為不安、想要讓讀者耳目一新與因為趕進度所產生的凌亂內容。如今我更知道自己的觀點為何，隨著年齡增長也更能接受以「我就是我、我非他人」的觀點來寫作。我替換了三個章節，都是關於我過去曾服務過機關的特殊情況，已經隨著改變而不復舊貌。第一章、第七章和第十章是新的章節，反映出我對高齡者治療的興趣，以及對高齡者心理治療的進一步瞭解。

　　在第一版與本版中間的十年，我曾回到家鄉澳洲一陣子，於是對於雪梨的精神分析學界工作內容與教學有更多的認識。這個經驗幫助我更深刻體會到投射性自我認同的複雜內涵，而這些正是現在精神動力諮商與心理治療中最核心的範疇。我特別感激自己能夠瞭解 Joan Symington 對於 Esther Bick 在 1968 年觀察母嬰研究上的相關發展。Bick 闡述了在早期依賴關係中，母親支持的重要性。Symington 在 1985 年的著作也幫助我對生命後期再度出現的依賴問題有更深的瞭解（Martindale, 1989a）。我瞭解到對依賴的害怕以及深層的恐懼，是如何在孤獨的恐懼以及瀕

死的恐懼之間徘徊擺盪，而投射性自我認同是用來克服這些恐懼與害怕時最常被使用的防衛機制。這個想法激發出本書大多數的內容，也激勵我努力提供高齡患者具有更深度理解的諮商服務與心理治療，提醒我必須以精神動力觀點來思考治療高齡患者的經驗。我曾經嘗試讓高齡當事人與照護者訴說他們自己的故事，並特意在那些無意識的行為內容上加註我的看法。

　　本書包含所有的高齡者諮商與心理治療，並反映在相關專業人員的訓練與實作上。因此，「治療」（therapy）一辭貫穿全書，用來指稱無論是以諮商者或心理治療師的角色所進行的治療性工作。「精神動力」（psychodynamic）是指所有心理分析觀點在各個治療領域的實際應用。「高齡者」（older people）是指年齡超過 65 歲的人，因為這個年齡是我過去服務過的政府醫療機關所規定的「高齡者」年齡，即使個體在生命後期的確會特別出現某些困難，甚至因年齡增長更加嚴重，但是我對這種依年紀來配置醫療服務的方法，以及其所隱含的年齡歧視主義感到相當不安。本書所描述的高齡者治療，包含經由家庭醫師、一般醫院與復健中心的心理諮商師，以及由社區心理醫療小組的成員所轉介的病患。長期以來，我都是以長期照護中心或是持續照顧服務機構中，那些身體較虛弱或是年齡較高的長者與其照顧者，做為我介紹治療工作的起點。因此，除了針對療程中高齡當事人所陳述的一般性困難，給予讀者一個概略樣貌之外，本書也包含了老化過程中最糟糕的部分，以見證人類心靈所擁有的無比彈性與韌性。

　　本書的第一篇聚焦在與高齡者直接的、面對面的治療，包括

個人患者、夫妻患者與團體治療。第一章簡述直接工作與理論性概念，在與高齡者的治療過程中檢視哀悼的核心，做為全書撰寫的基礎。第二章是關於對因衰老而承受疾病與能力喪失之苦的高齡患者治療過程中的簡短介入。第三章敘述兩個詳細的長期治療案例研究，帶出依賴的議題以及創傷所造成的長期影響。第四章敘述一名男性高齡患者，如何在中風之後產生失語的症狀。第五章敘述高齡夫妻的治療。第六章則記錄重度衰弱的高齡者與其照護者們所組成的團體治療，做為第一篇的總結。

　　本書的第二篇討論間接諮商，通常是透過治療性技巧與易地而處的理解，以協助照顧高齡者的照護者們，以及藉以訓練有意願學習擔任治療性角色的人。第七章探討年齡歧視態度與行為的潛意識層面，以及能夠採取第三者的角度來思考由治療師與當事人，或者是照護者與高齡當事人所組成的治療夥伴關係，來介紹間接諮商。第八章敘述與在長期照護中心照顧極衰弱高齡患者照護者的個別諮商，接著第九章敘述一個支持這些照護者們的團體。第十章根據我指導實習生的經驗，描繪出高齡者治療的教學與學習情況，結束第二篇的論述。

　　本書的真實姓名與特定細節都已為當事人隱私而修改。我使用的「患者」（patient）指的是那些我經常在國立醫療機構看到病體虛弱的病患；而「當事人」（client）則是指我在其他治療機構所遇見的高齡者。

　　我猜想讀者們可能會以不同於我所編排的順序來閱讀本書，因此每一章節都是各自獨立的。即使在第一章簡述了全書的理論概念，但是這些概念也會在本書各章節中與多元的臨床資料相互

補充，並再次重溫。不熟悉精神動力的讀者們，可能會認為第十章是個相較容易的著手點，因為該章敘述我個人以及初次嘗試這些工作的實習生們之間的工作經驗。各章每個段落的開頭都會提醒讀者後段所要描述的主軸，同時每章都規劃有相關議題的總結。

　　正當第二版的修訂接近完成時，我注意到某些連修訂版都沒有提到的面向；例如，關於差異與歧異的經驗，例如高齡者治療中的種族與性別取向議題，由於我所在職場上地理與歷史脈絡所造成的經驗限制，都沒有在本書提及。如果我繼續活著並從事另外一個十年的研究工作，也許有出版第三版的可能……誰能知道呢？在此同時，我衷心希望這個新版能夠帶給高齡者治療發展更多的啟發，而相關工作的同行能夠不吝指正本書的缺漏。我希望本書不僅僅能對實習生們與經驗豐富的治療師們具有一定參考價值，同時也對高齡者們與其照護者有所助益。

Paul Terry

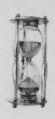

譯者序

　　隨著國內健康和醫療品質的提升，高齡者人口比例的增加，民眾愈來愈關心高齡者的心理健康狀況，強調心理健康的保護性因子。但是在現實社會中，無論高齡者醫療服務、照護機構或居家照護服務，仍然偏重身體方面的照顧，而忽略高齡者心理和心靈上的輔導。究其原因，是對高齡者心理問題的忽略，甚至擔心與老年案主溝通困難。尤其是許多「非自願性」進住高齡者照護機構的年長者，心理和情緒上都有許多需要調適的地方，才能適應年老後的角色、面對個人生命的完結篇。

　　作者 Paul Terry 是倫敦大學伯克貝克學院的諮商講師，主要的諮商服務對象是長期照護中心內，身體較虛弱或是年齡較高的長者與中心的照顧人員。Paul Terry 將全書分為兩個篇章：「直接面對面治療」，內容包括：簡短介入、長期治療、高齡夫妻治療，以及極度孱弱高齡者的諮商過程。另一篇章為「間接治療性諮商」，內容則包括照顧的諮商、支持團體的諮商以及諮商的教學工作。Paul Terry 在每一個章節都細膩的描述諮商者和當事人之間的互動、意識與潛意識的覺察和溝通方式、諮商者對移情和反移情作用的反思等。因此在閱讀和翻譯的過程裡，一段段的對話描述，都在我腦中湧起一個個清晰的畫面；每一個畫面都讓我印象深刻、每一個諮商者的反思都像當頭棒喝，提醒我們在成為助人者之前，必須先面對自己的焦慮，處理自己對死亡的恐懼。

　　本書主要在提供高齡者和照護者在諮商與心理治療方面的深度理解，儘管以諮商者或心理治療師為對象，但是因為每一個案例分析都非常清晰、有條理，因此本書的出版對國內照顧機構的高齡者諮商、高齡者心理輔導實務工作，都有很大的助益，可做為照顧服務者培訓課程、社會工作人員、護理人員培訓的閱讀資料和個案分析教材。本書的出版，要特別感謝心理出版社林敬堯總編輯的全力支持，在整個翻譯過程中持續地給我們鼓勵。本書如果有疏誤之處，還請讀者不吝指正。

秦秀蘭、李靈

2014 年初春

直接面對面治療

高齡者的諮商與心理治療：從精神動力觀點出發

第一章

珍愛生命並哀悼其終

引言

　　死亡的陰影為高齡者治療帶來沉痛的壓力，這意味著治療師與當事人必須克服多種精神上的緊張：歌頌已經消逝的時光，卻承受來自那些無法圓夢的痛、錯誤與悔恨；把握並好好品嘗剩下的時光，同時不斷承受來自失落的無情攻擊；在生命的後期嘗試探索，並追求更多發展與創造的可能性，卻深知生命的結局已近，也意識到個人過去的歷史、生活背景以及老化所帶來的各種限制。這些限制包括治療師本身所受的訓練、技巧與人格特質，以及可運用的有限時間。本質上，這種緊張正是在哀悼生命終點時，對生命的熱愛得以延續下去的必要條件。

　　哀悼是治療工作的中心，因為哀悼包括瞭解對自己重要的且珍愛的人事物，同時意識到自己所失去的。由失去所激起的哀痛正是我們的愛、熱情、投入、夢想與企圖心的反映，不管是對人或工作、興趣、嗜好或者國家。哀悼這項工作是承認自己與他人的侷限，包括憎恨與毀滅，以及生命本身的侷限。如果所愛的人

與物能夠真正的被哀悼，那麼即使他們不再是我們外在現實生活的一部分，卻仍然可以在我們的內心世界裡重現，繼續滋養並維繫我們的生命，以及對生命的熱愛。因此，如同對生命其他階段所產生的作用一樣，哀悼同樣可以豐富並支持生命晚期的發展與創新（Noonan, 1983, p. 3）。

雖然「失落」這個主題貫穿全書，但是重要的是必須瞭解到這些失落都是逝去時光的反映，也是我們珍愛過的人與物的寫照。高齡者受多種失落所苦，也象徵著他們多樣的人生經驗。他們因為退休、裁員或是喪失工作能力而承受失去工作與假期之苦，也因此能夠利用工作的歷史經驗、興趣與嗜好，其中幾項他們或許還能夠持續進行。隨著他們的身體衰頹，他們必須經歷身心雙重能力的失去，然後是自主性的喪失，特別是當他們需要他人照顧時；皺紋與身心靈上的消耗與磨損，正是他們過往的時光印記。孩子們離家，同事、當代人物、鄰居、朋友、伴侶或寵物的死亡，最碎人心腸的莫過於白髮人送黑髮人。高齡者的確影響了且持續在影響著人際關係的複雜世界，也受到他這些人際關係在他們內在世界所造成的影像影響。他們面對著無法避免的生命終點。他們經歷過、見證過也忍受過，並且從生命的歡愉與痛苦中存活了下來。

關於我對外在失落如何成為內在資源的理解，來自於精神分析對哀悼的研究。下面的章節敘述兩個關於哀悼的發展性研究，並簡述推展出這些研究的主要理論觀念，同時也點出本書許多治療性研究工作。

兩則關於哀悼的發展性精神分析研究案例

在 Sigmund Freud 關於哀悼與憂鬱的研究中，明白詮釋
潛意識的恨意是如何阻擋哀悼的產生。Melanie Klein
則讓我們瞭解，這類的阻礙如何透過承受愧疚與哀傷獲
得克服，同時在內在世界重建已逝去的摯愛者。

在精神分析學界早期歷史上，有兩篇關於哀悼與憂鬱的
重要研究，並發展成精神分析思考中所謂的「客體關係學
派」（Objective Relations School）。客體關係理論（Objective
Relations theory）在本質上反映精神分析的觀點。也就是說，從
生命一開始，我們就在尋找一段親密的關係，而生命早期裡的人
際關係在情緒發展與自我認同上扮演著重要的角色（參考 Caper
在 2000 年所撰寫的一篇介紹客體關係理論發展的文章）。這
兩篇發展性研究分別是 Freud 在 1917 年發表的〈哀悼與憂鬱〉
（*Mourning and Melancholia*），以及 Klein 在 1940 年發表的
〈哀悼及其與躁鬱狀態的關係〉（*Mourning and its Relation to
Manic-Depressive States*）。兩篇研究都檢視了哀悼與憂鬱之間
的相似與不同之處。Freud 與 Klein 兩人都是研究潛意識的先鋒
者，並且在研究中大膽的運用個人經驗，以拓展心理學界相關
知識的領域。兩篇研究都與他們個人的悲傷經驗有關。我們知
道 Freud 在他父親去世一年之後，就先為這篇論文擬出了草稿。

Klein 則是在她的兒子悲劇性去世的數年之後撰寫了她那篇文章，文中甚至包含幾乎沒有任何掩飾、有關她個人傷痛的個案研究。兩則研究可以都說是發自內心的論文寫作。

Freud 瞭解哀悼失去的摯愛，必須從許多微小的細節下手；如同他自己所說的：關於所愛的人的「每一個回憶與期待」都必須被召喚出來與現實並列，才能得出摯愛者已死並永遠失落的定論。他形容這個過程可能是多麼「超乎尋常的」痛苦，而且不瞭解自己為何如此痛苦。Freud 認為憂鬱的感覺與哀悼一樣，都包含某個重大的失去，但憂鬱的人卻無法感到哀悼，因為他對於逝去的摯愛抱有太多矛盾的情感。Freud 認為憂鬱的患者在表面自我批判之下，其實隱藏著對逝去者的責難，而患者的自我批判，其實是對於被拋棄與被遺棄的抱怨。自我或自我意識的某部分變得認同逝去者，就像 Freud 充滿回憶與詩意所寫的：「對象（逝去的人）的影子落在自我意識之上。」Freud 之後才在他的研究中發現，生命中的任何失落，尤其是生命早期的失落，如何帶來形塑自我以及人格本質的重要自我認同。

關於 Freud 的洞見，可以用一個抱怨呼吸困難的七十多歲男性所呈現出來的問題來描述。這名男性的呼吸困難問題並沒有生理上的根據，但是多年來卻已經妨礙到他的生活。他持續處在非常虛弱的狀態，而且在評估訪談時需要妻子的陪同。他同時有向妻子倚靠的傾向，因為他害怕自己會跌倒。五年前他的長子因為氣喘過世，而他與兒子感情非常好，談到兒子時仍然會熱淚盈眶。這名患者開始認同兒子氣喘發作時衰弱的生理症狀，在頑固的自我認同之下，他無意識地否認自己的失落，因為他覺得自己

就是兒子,而且並沒有失去他。這名男性患者無法哀悼而因此感到憂鬱,兒子帶來的陰影落在他的自我意識上了。

　　Klein 在〈哀悼及其與躁鬱狀態的關係〉中同意 Freud 所說:哀悼的主要任務就是面對外在世界中有所失去的事實,並在自己內在世界重建所愛的人。Klein 發現在潛意識裡,經歷哀慟將喚醒我們最早期的失去經驗,也就是在嬰孩時期關於母親或是主要照顧者的經驗。更進一步地,Klein 發展出關於嬰孩時期與童年時代的失去經驗,如何導致認同與內在化重要人物,例如父母親與家人的理論,其結果是孩童建立起以這些人物為主的內在世界。Klein 的研究於是更進一步指出我們是如何在哀悼中將逝去者在我們的內在世界裡重建。Klein 也花了一些篇幅解釋為何哀悼是如此痛苦,而且可能會持續一段時間。隨著喪親哀慟的發生,我們彷彿覺得摯愛者也在我們的內在世界失落了,我們的內在世界也因此瀕臨毀滅。

嬰兒期的哀悼

　　在一本介紹老年治療的書突然談到嬰兒期,似乎很奇怪,但是精神分析式與精神動力取向的治療,都重視嬰孩期與童年期經驗對人格發展與人際關係的重要影響,也受到它們的啟發。特別是早期生命經驗與關係的內在化,創造出一個潛意識的「客體關係」內在世界,同時在往後的人生中,持續和個體的人生經驗與人際關係相互影響著。所謂往後人生的影響,可能包括接受治療的經驗,因此進一步瞭解內在化可以幫助我們瞭解治療的過程。

嬰孩時期的經驗之所以與高齡者治療特別有關聯，是因為老化通常伴隨再次依賴他人的需求，於是有意識或無意識的喚起了我們嬰兒時期有關依賴的經驗，以及身處依賴關係的記憶（關於老年期被喚起對依賴的恐懼，將在第七章討論）。

接下來是簡要描述 Klein 所做的研究，包括：最初的內在世界如何被建立，以及老年時因為經歷哀慟而再次被喚起的嬰孩心理狀態。Klein 強調，對於還沒有時間或連續性概念的嬰孩或孩童來說，母親暫時缺席的經驗，就像斷奶一樣的重大，是一種無法挽回的失去，其嚴重程度相當於一個成人經歷重大失去或哀慟。因此對嬰孩或兒童來說，當他們感覺好像永遠失去某件事物時，便出現了哀悼者必須在內心世界建立起失落的摯愛者的任務。Klein 瞭解，對成人和嬰孩或兒童都一樣，經歷失落與沮喪憂鬱時，會對永遠消失的那個人產生一股介於愛與恨之間的強烈衝突情緒。

Klein 引述潛意識幻想的概念來陳述她對於嬰孩、兒童與成人無意識經驗的理解。Klein 追溯了不同幻想與焦慮感，與外在人物如何在內在世界被建立之間的連結、與嬰孩和兒童心理能力的連結，以及與他們所擁有的愛與照顧之間的連結。Klein 表示，就像嬰兒攝取食物與營養一樣，他們在無意識幻想中也把來自母親照顧的哺育與安全感經驗內在化；就像嬰兒將廢物例如糞便、尿液等逐出體外一樣，同樣在無意識幻想中嬰兒也會將不愉快的情緒經驗反映到外在世界。嬰兒片段的、尚未統整的生理與心理能力，意味著最初被內在化的也是片段的。例如母親照顧的單獨面向，像是包括母親的聲音、母親環抱的手臂，而不是把母

親認同為一個完整的人。而來自母親或是主要照顧者生理或心靈的擁抱，給予嬰兒持續性與連貫性的經驗，本質上是透過擁抱嬰兒心中經驗所有不同的片段（Bick, 1968）。舉例來說，母親幫助嬰兒瞭解這個正在哭泣的嬰兒，就是下一秒在微笑的嬰兒。嬰兒漸漸地在自己的人格中獲得持續性與整體性的概念，並將母親認知為一個完整的人。

從生命一開始，個體就存在著內在與外在世界複雜的相互作用，特別是愛恨情緒間的矛盾以及好壞經驗間的矛盾。嬰兒沒有能力處理相反情緒與經驗的結合，一開始出於對「壞事會破壞好事」的恐懼，必須將它們分得愈開愈好。因此嬰兒將情緒與經驗二分化，不是好的，就是壞的，而且經常誇大兩者間的差異，將好的理想化成為對抗力量的必要資源與對抗壞事的內心安全感。而且，當這些相反的情緒被反映到外在極喜愛或是極討厭的人物上，這些人物會再被以同樣的形象內在化。Klein 將這個心理狀態和伴隨而來的焦慮感及自我防衛稱之為「偏執型精神分裂狀態」（paranoid-schizoid position），意味著這是我們可能再次進入的狀態，尤其是當處在極端壓力的狀況下時。

Klein 的兒童患者常常揭露出與真實雙親相反的、嚴苛且殘酷的內在雙親人物，Klein 很快發現由於情緒投射的關係，這個現象與外在人物之間並沒有直接連結，她也發現了外在人物如何被內在化的，她將這些人物稱之為「內在客體」（internal objects）。於是她以 Freud 關於自我投射過程的研究為基礎，發展出「投射性自我認同」（projective identification）的概念。自我中的潛意識幻想部分分裂了，並遭到否定然後投射到他者身

上，這些他者於是與自我的這些面向認同（Klein, 1946）。一般都認為，投射性自我認同概念是 Klein 最具影響力的研究之一，在精神分析學研究上貢獻良多，對當代的精神分析學派也有深遠的影響。Klein 的跟隨者們後來也發現，事實上這種投射對接受投射的一方也會產生影響；接受者透過非常細微的語言或非語言行為的影響，最終也能感受到投射過來的情緒。這項發現讓我們對於母親與主要照顧者所扮演的關鍵角色有更深一層的認識。

　　Wilfrid Bion 是 Klein 最具影響力的一位學生，他形容母親包容嬰兒所投射的情緒狀態，是對嬰兒發展成長的必要貢獻（Bion, 1962）。所以，憑藉著母親的能力來擁抱嬰兒所有片段經驗，以及母親對嬰兒情緒狀態的接受態度，特別是能夠接受嬰兒的悲傷，並用愛與理解加以轉化，母親最終讓嬰兒或兒童能夠承受困難的情緒。於是伴隨嬰兒生理與認知能力的發展，愈來愈少情緒分裂的情形，投射的需求也愈來愈低，並感覺到情緒上更加整合、一體化並有能力與一個完整的人做出連結。最終的結果是，兒童的內在世界出現了完整的人物形象。

　　但另一方面，嬰兒或兒童的整合性發展也引導出新的憂鬱焦慮感，這個情緒來自嬰兒發現哺育自己的母親就是那個偶爾會消失，自己又愛又恨的母親，而能愛的那個自我正是能恨的那個自我。於是失去完整母親的經驗，帶給了嬰兒或兒童極大的痛苦，因為在他們的幻想中，母親似乎是永遠的消失了，出於怨恨或焦慮感，嬰孩或兒童自覺母親消失是自己的責任。嬰兒或兒童於是要面對愧疚與悲傷等痛苦的情緒，為母親的失去，也為失去母親的自己悲痛。剛開始面對某些非常困難的情緒，嬰兒或兒童必須

在沒有早期對分裂、否定、投射性自我認同的防衛機制，以及 Klein 所稱的「躁狂性防衛機制」（manic defences）幫助之下自行解決，這個機制的主要特徵是控制、藐視與勝利感等。但是在不斷重複體驗母親的愛與照顧，以及隨著情緒資源的發展，出現能承受失去、愧疚、哀傷等悲劇的情緒容量，逐漸導致一股想撫癒創傷的補償慾望，並在內在世界塑造出所愛的人。

雖然 Klein 強調潛意識幻想與內在世界，但是她同時也瞭解，在內在世界塑造所愛之人時，外在真實世界是非常重要的。正因為真實世界中母親或主要照顧者的存在、她們的可靠與持續照顧，其中最重要的是來自母親和主要照顧者的愛，撫平了嬰兒與兒童的恐懼，以及因為母親缺席而造成的負面幻想。母親慈愛的存在，讓我們面對毀滅時存有希望，最後讓嬰兒與兒童內在出現持續性與永遠的概念（Likierman, 2001）。於是，如同 Freud 已經瞭解到的，透過哀悼讓成人得以面對摯愛者的逝去，以及我們自身的死亡。但是為了達成這樣的目標，我們必須不斷嘗試去跨越嬰兒與兒童時期所體驗到的失落與遺棄、所受過的折磨以及對彌補的渴望，也為了在內心重獲與重建逝去的摯愛。

成人的哀悼

對嬰兒哀悼經驗的理解特別重要，因為這種心理狀態會在成人經歷失落與悲傷時被喚起。隨著哀慟，內在世界將會處於崩潰狀態，不只感到摯愛者已經逝去，而是所有所愛與親愛的內在人物，特別是早期的關鍵人物，例如母親與父親等都一同失落了。

這時候，自我可能感覺完全受被怨恨與令人怨恨的內在人物所支配，因此可能造成恐懼甚至迫害性的內在狀態。因此存世者可能會感到自己支離破碎、片段碎亂的狀態，除了透過偏極化或分裂的情緒，讓愛與恨兩種情緒極度分歧，否則無法自處。

一位女病患在非常虛弱與營養不良的狀態之下被送進醫院，她堅稱自己的鄰居正在密謀要把她趕出她家。這位女病患過去在一家廣告公司工作奉獻了全部的心力，對她來說公司就像她的家，她將全副精神投入工作，將工作當成自己世界的中心。因此當她幾年前退休之後，她開始感覺自己似乎失去了所有東西。於是她開始認為自己僅剩的美好事物，都會離她而去。

Klein 認為，哀悼者的任務就是「帶著痛苦」去重建內心世界、重塑逝去者。在潛意識中，哀悼者覺得對於死亡與毀滅負有責任，因過於絕望而無法修補或重建所愛的人，害怕自己沒有了摯愛者也將活不下去，並因為對自己的侷限感到沮喪而愧疚且慚愧，對逝去者懷抱憤怒的情緒。如果哀悼者有能力承受愧疚、責任與悲傷，那麼這些情緒都能夠成為在內心修整與重建摯愛者的動力。

83 歲的阿密思太太，由於患有在夜間好發的恐慌症，於是透過轉介聯繫到我。她已經脆弱到無法單獨居住，因此立刻獲准進入社區照護中心。阿密思太太告訴我，她的丈夫在四年前過世，她說她與丈夫感情非常緊密。他生前是個木匠，家中大部分的家具都是他親手做的。阿密思太太某天晚上醒來，發現丈夫就死在自己身旁，阿密思太太當時想：「他到底怎麼了！」阿密思太太很害怕自己也會死，她是家族中唯一還存活的人，她的父親

在她還在學校唸書時過世，死的也「相當突然」。於是整個家庭面臨被安置到照護中心的危機。我告訴她，我認為她在恐慌症中重現了丈夫的死亡，而她還深陷自己也會在晚上死亡的恐懼中；阿密思太太還在為深愛的丈夫感到悲傷。她告訴我她的丈夫有多麼喜歡幫忙她，她說他常常在廚房裡幫忙她做飯。她給我看一張他們的合照，是非常登對的夫妻。她說自己也知道自從丈夫過世後，自己就病了。最後阿密思太太談到想住到養老院裡，她已經參觀過養老院而且非常中意，養老院離她參加的星期俱樂部很近，所以她還可以繼續參加俱樂部的活動。

阿密思太太再次進入哀悼自己人生中的多重失去，她與恐慌症的連結，顯示因即將失去家園而被喚起的失落感：她仍然為丈夫的死和父親突然死亡感到哀痛，於是讓嬰兒期的焦慮感再度浮現，讓我看到了這個老太太是如何憶起少女時代父親的死亡，以及即將被安置到照護中心的威脅，而後者卻真的要發生了。阿密思太太給我看了照片，讓我窺見了她的內在世界，無論外在世界的種種失去，她的心中仍然住著一對快樂的夫妻。這種內在安全感幫助她面對失去家園的危機，並做出最好決定而住進安養院，且持續參加俱樂部活動，與她最近的生活嗜好保持一定的連結。

投射性自我認同與哀悼

目前進一步的精神分析學工作，更加重視對投射性自我認同的理解，並將它視為一種阻礙哀悼的防衛機制。這

個防衛機制的啟動，與因親人死亡而產生對自身死亡的
恐懼是緊密連結的。

　　投射性自我認同有多種用途。它可以被用來傳達情緒狀態，
如前面所說的母親和嬰兒間的關係，是指母親認識自己的嬰兒，
並進一步幫助嬰兒認識他們自己。這個過程是彼此溝通的重要手
段之一，也在往後的人生不斷重複運用，尤其是一些我們可能無
法承受的潛意識心理狀態。在親密關係中，我們可能會無意識地
將一些自己無法處理的特定自我面向加諸在他人身上，希望讓自
己再次擁有這些特質，並且覺得更加整合。如同第五章所要討論
的夫妻治療，它也可能激烈地被用來佔有、控制他人，甚至否定
分離的狀態。

　　哀悼者必須能承受分離，無意識對所愛之人的怨恨部分來自
於對分離的恐懼，以及想要與摯愛者融為一體的渴望。Freud 觀
察到他那些非常沮喪且強烈自我批判的病患，都產生了對逝去摯
愛者的頑固認同，有效地將自我的某部分當作摯愛者，相對於其
藏匿無意識批評的一方。對摯愛者的憤怒以將憤怒轉移到自己身
上而遭到否定。無論如何，憤怒會以間接的在自我心中佔有並控
制摯愛者的形式來表達，不讓摯愛者死去或與自己分離。我們現
在將這個深層過程理解為，藉著將他人當成自我的延伸來否定分
離。

　　「後克萊因」（post-Kleinian）時期的投射性自我認同發
展，對深入瞭解哀悼過程非常有幫助，特別是在瞭解「躁狂性防
衛機制」對哀悼的阻礙或助益上特別有作用。例如某位治療師對

自己與一位女病患的工作成果感到愧疚的例子，可以看到自我投射的發展過程。這位治療師認為自己沒有給予當事人足夠的幫助，也沒有給她足夠時間。這位女病患不斷抱怨丈夫帶著孩子離開自己。不過很顯然這個女病患已經很多年都無法自己照顧孩子了。在移情作用中，女病患像對待丈夫一樣對待治療師，同時把對冷漠丈夫的無意識情緒轉移到治療師身上。就深層投射過程來看，她心中的丈夫內心人物，乘載了她對自己長期漠視孩子的情緒。於是在移情作用中，她將愧疚與冷漠的情緒投射到治療師身上，而治療師也開始對這些情緒產生認同。在反移情作用（是指治療師所經驗的所有情緒），治療師開始感覺到他的當事人所投射的冷漠與愧疚，並陰錯陽差的將之認同為自己的情感。一旦當事人有意支配治療師的思考，她就會開始對治療師具有某種程度的控制力。

　　這位當事人抱怨自己不停的想念丈夫，她說她連淋浴的時候都會想起他。因此雖然她飽受這個心結的煎熬，但在某程度上，她的丈夫並沒有離開她，這樣一來她就順理成章的否定了自己的失去，因此使得要克服悔恨更是困難重重了。甚至於，她內心世界裡的丈夫形象，被她投射的自身冷漠無情特質部分所佔據和控制住。她的丈夫可能也很冷漠，就像她的治療師也有充分的理由感到愧疚，然而，主動尋找現實的誘餌來進行投射，其實是投射性自我防衛的本質。這位治療師因此必須非常謹慎的自我檢視，以便過濾來自當事人的投射與出自治療師本身的情感。投射性自我認同並不總是表示情緒會在治療師身上被激發，有些時候當治療師非常瞭解自己應該感覺到的潛意識幻想時，便能不受那些情

緒的影響。

深入瞭解投射性，可以幫助我們體會喪親哀慟後在內心世界建立或重建摯愛者的過程。如果擁有了哀悼或承受分離的能力，就會有一股出於愛而想要在心中重建摯愛的渴望，而不只是想要佔有或控制對方。自我投射也會因為出於對摯愛者的關懷而消失，於是哀悼者能夠讓逝者死去，並象徵性的在心中重建。另一方面，在驚恐的心理狀態之下，在世者更有可能訴諸於投射性自我認同，不計一切代價的想抓住摯愛者，於是摯愛者可能會透過具體方式加以內在化，而出現佔有與控制，也可能會相當折磨人。

對死亡的恐懼

因為哀慟而引發對分離的恐懼，以及利用投射性自我認同來佔有或控制，與感受到已經失去摯愛者而造成內心世界的毀滅，以及之後產生對自己能否存活的恐懼都有關。喪親之後所出現的頑固自我認同，可以視為哀慟的早期反應，這個自我認同如果持續下去的話，會阻礙哀悼的產生（Steiner, 1993）。矛盾的是，因為利用了投射性自我認同，對自身死亡的恐懼當然也會因為認同死者而加深。我們可以在重度憂鬱患者身上看到這種自我認同所產生的極端狀況，例如：沉默、昏睡，而且即使沒有外在因素也一定會死亡。以下是較不極端的案例：

佛利太太現年七十多歲，被醫院診斷為有自殺傾向。她的輕生念頭起因於大她十歲的丈夫健康狀況逐漸惡化。她的丈夫已經

失去行動能力，變得愈來愈依賴佛利太太，也對自己的健康狀態感到愈來愈絕望。儘管佛利太太身體狀況良好，她卻開始無法自己出門，把時間花在家中與丈夫呆坐，雙手環抱成憂心忡忡的姿勢。她的腦中反覆出現自縊的念頭，而這個念頭來自於童年時期觀看公眾絞刑的經驗。她意識到自己對丈夫懷有一股悲劇性的感情，當然她深愛丈夫，但她卻告訴我她無法哭泣。她不斷告訴我自己的自縊念頭，還有因為自己人在醫院裡，而感到非常愧疚，她也對早年發生的一個意外自責不已。但當我試著探詢她自殺念頭的本質時，佛利太太指責我，說我硬是喚起了她現在不想思考的記憶。我當時覺得非常不舒服。事後回想起，我終於瞭解，她是想讓我體會她經歷過的絕望與愧疚感。

我認為佛利太太難以哀悼在丈夫健康狀況嚴重衰退之後出現的失去，包括對丈夫死亡的預期。她變得非常認同丈夫，因此不良於行而且失去自主能力。她對於自己的輕生念頭表達了憤怒，就像是她過去親眼目睹的公眾絞刑一樣，她覺得自己犯了一項必須受到懲罰的罪刑。我認為她潛意識中的罪刑，是她對於丈夫的憤怒與沮喪，因為丈夫不僅失能且可能很快會死亡，並離她而去。對丈夫的認同讓丈夫在佛利太太心中持續存在，同時也間接表達了她對丈夫的憤怒，舉例來說，讓自己變成沒有用的人，並沒辦法再照顧丈夫。當然佛利太太的自殺念頭也可能是她處理對自我死亡恐懼的方法之一，這個恐懼由丈夫可預見的死亡所引起，並下意識的傳達給擔心佛利太太存亡的人，因而認可她住院並持續注意她的狀況。

另一個關於哀悼的例子是波威爾先生。波威爾先生年約 70

歲，在第二次中風之後，不得已必須住進長期照護中心，因為他的妻子已經無法在家中自己照護他了。波威爾先生原本是性情和藹可親而且受歡迎的人，但是一住進安養中心之後，卻突然開始出現毆打醫護人員以及語言暴力的情形。他甚至在公共場合手淫，並對女性醫護人員進行語言性騷擾，說自己喜歡「意淫」這些女性工作人員。他還一再要求工作人員帶他去廁所，雖然他根本不需要上廁所。

波威爾先生無法承受中風帶來的悔恨與悲傷，因此他利用攻擊性與控制性行為，讓醫護人員感受到他的大膽、噁心與絕望。中風固然是體驗了死亡，不過更主要是因為波威爾先生無法哀悼自己生命的結束。

Hanna Segal（1986）撰寫了一篇關於某位高齡男性的心理分析論文，探討這位病患對死亡的無意識恐懼。他到 75 歲為止，共接受了 18 個月的治療，而治療結束之後他又享受了 11 年精彩的生命。Segal 陳述了這位病患生前最後一個晚上的插曲，這段話是由病患的兒子向 Segal 說明的。這位男病患與妻子做了一番長談，並且要求得知家人目前確切的動向。雖然他的妻子之前早就告訴過他，他卻說「聽起來總是不真實」，這一次他說「我知道他們真真實實就在那裡」。Segal 將這個插曲解讀為男病患為自己死亡所做準備的一部分，他將家人放置在現實世界中，交出了全能的控制權，並讓家人在失去自己的狀況下繼續生活；他將家人放在內心世界裡，而「沒有一絲強迫性的控制心態」（p. 181）。

Karina Codeco Barone 陳述了自己與一個五歲小女孩間的治療

過程，這個小病患曾歷經過一次危及性命的腫瘤治療（2005）。
在醫院裡，小女孩非常孤獨且缺乏生氣，當醫護人員協助她玩耍
時，小女孩立刻用洋娃娃扮演了一個快死掉的女孩，而且是一段
已經無藥可醫的情節。論文中並沒有解讀小女孩的行為，但是一
段時間之後，洋娃娃遊戲的情節改變了，小女孩重複告訴治療師
一個為小女孩慶生的故事，並且要求治療師一起加入慶生。這是
一個令人動容的例子，讓我們瞭解能夠接納他者並消化對死亡的
恐懼如何為自己帶來希望。

在《讓我們能思考死亡》（*Making Death Thinkable*）一書
中，作者 Franco De Masi（2004）主張自我的死亡在本質上是無
法思考的。他指出當我們思考自己的死亡時，多半是從暗示了自
我仍然在場的角度切入，例如親眼目睹自己的葬禮。在潛意識裡
也是一樣，無論死亡在夢裡被刻畫得多麼痛苦與煎熬，作夢者多
半還是在場。我們想像不到的是「不存在」本身。De Masi 形容
自身的死亡對心靈來說是一種極度的創傷，他寫道：

> 個人自身的死亡，是一種不同於其他哀悼形式的分離經
> 驗，因此它激發出一種特定的焦慮感，無法輕易處理或
> 與其他分離同化。（p. 112）

De Masi 總結道：「只有透過過往的經歷，才能得到彌補，
透過將過往投射到未來，投射到他人的未來（楷體為作者原標
示）。」但是他補充寫道：「真正無法思考也完全無法彌補的悲
劇，其實不是個體自身的死亡，而是人性與宇宙的毀滅。是宇宙

給予我們寄身之處，也讓我們體會到持續的真諦；真正無法彌補的損失是世界與記憶的完全毀滅。」（p. 124）

De Masi 的觀點幫助我們瞭解，為什麼在核子武器發展與大量出現到足以摧毀人類文明之後，個人自身的死亡變得特別令人害怕。如同 Robert Hinshelwood（2002）所寫：

> 我們各自有一套因應長生不老慾望的方法，透過宗教信仰、後世子孫或物質上或學術上的成就等。但是（在核子戰爭中）這些卻沒有任何一者會留存下來，所以不同於一般戰爭所帶來的死亡，我們意識到根本不會有倖存者來歌頌戰爭與犧牲，也沒有人來記憶我們或我們的成就。（p. 253）

Elliot Jaques（1965）已經告訴我們，覺知到死亡與中年危機之間的關係。他檢視了這個覺知在生命早期與晚期的創造力之間差異所帶來的影響。他表示，一旦承認怨恨、毀滅性與死亡都是不可避免的，就能夠帶來反映了「建設性的屈服於人類本身的不完美以及自身工作中的缺陷」的成熟創造力，然後所謂建設性的屈服會「接著為生命與工作帶來寧靜」（p. 232）。也就是說，在晚年能夠哀悼，就表示能夠接受無可避免的死，並承認怨恨與人類毀滅天性的存在，然後才能為我們的晚年帶來平靜。

小結

　　哀悼是高齡者治療的核心課題之一，因為哀悼證明了生命中失去過摯愛、也證明個體所擁有過的熱情、成就與牽絆。哀悼讓我們得以在內心世界建立起我們所愛、卻已永遠失去的人與物，透過這種方式它們也將持續地維持並滋養我們的生命。關於悔恨與哀慟的心理分析研究，提供了我們關於哀悼過程的深刻理解，以及痛苦何以如此之大、時間何以持續如此之久。每一次的失去都喚起過往的記憶，而我們的內心則感覺到彷彿所有被愛與親愛的人物都一起失落了。無意識的怨恨、對分離的恐懼以及對死亡的恐懼形成一個特有的障礙，可能導致憂鬱，以及透過運用投射性自我認同，而與失去的摯愛強烈認同之中否認失落。哀悼指的是接受摯愛者與生命本身的侷限，在內心重建逝去的摯愛，必須透過來自承受怨恨的補償、侵略性行為、毀滅天性、愧疚與悲傷才能獲得，也是指承受分離、重新獲得用來佔有與控制的投射性自我，才能夠把摯愛者象徵性的放進自己的心中，並接受自己的失去。

　　在治療中，讓病患能夠哀悼指的是提供如同母親給予嬰孩般的擁抱與包容，如同母親可靠且持續的存在，幫助嬰孩適應生命早期中缺席與失落的經驗。因此治療師如果維持一個可靠且有持續性的治療性架構，就能夠幫助病患度過哀悼過程。在治療架構的安全範圍之下，治療師對來自病患難以處理的情緒採接受態度。正因為治療師能夠承受最難以承受的、無意識的、投射性的

情緒，因此能夠幫助病患逐漸重獲這些投射，而讓當事人度過悲傷過程。在很多方面，這些關於哀悼的基本要素都是精神動力治療目標的核心，以幫助病患重新找回失落的自我投射部分。上述的治療目標在提及了移情與反移情作用，以及當事人的情緒資源在相關的投射性過程裡被耗盡的研究中表現出來（Steiner, 1989）。

對治療師來說，最大的挑戰是如何對來自病患的投射採取接受的態度，病患有可能無意識的動用治療師本身的恐懼，其中最困難的就是面對死亡的恐懼，由於核子大戰嚴重威脅到人類文明，現今社會中的死亡特別令人害怕。治療工作中的關鍵要素是缺席、中途暫停以及治療關係的結束，因為治療師的每一次失落都是提及關於哀悼與放手最困難之處的機會，也是當事人最需要幫助的地方。

如果我們能夠幫助高齡當事人哀悼，就能減少他們消耗在投射性過程中的精力，進而有更完整也更整合的自我意識。他們也許可以從外在已失落事物的內在感知來獲取養分，並獲得更多力量去追求生命晚期的開創可能性。最起碼能夠讓他們在晚年獲得心靈上的寧靜。

第二章

簡短介入

引言

　　本章介紹針對疾病與失能過後產生的悲傷與哀慟的簡短治療。本章所提及的患者都沒有被診斷為精神疾病，並皆由復健部門轉介。我與這些高齡朋友接觸的時間很短，有時候甚至因為他們離開家裡或是被送入照護中心的關係，只有一兩次的會面時間。但無論如何，短暫的介入常常就已經足夠幫助或輔助哀悼過程了。我希望這些資料能夠為進一步的研究提供機會，讓我們更深入瞭解在和高齡者與其照護者的短暫接觸中，應該提供怎樣的治療才是有效的，我也希望藉此我們可以思考這個過程中的某些困難點。本章陳述簡短介入的工作技巧，包括思考但不解讀患者與照護者因為生理疾病引起的內心世界移情作用與潛意識的幻想。移情作用通常都不需要解讀，因為在短暫的接觸時間裡，解讀並不能幫助信任關係的形成。本章內容顯示了照護者如何能夠透過給予高齡當事人一些時間談論自己的情緒來幫助當事人，並透過照護者反思自身情緒反應，做為瞭解當事人們的方法。

另外，其他關於高齡者簡短精神動力治療形式的廣泛描述，Sian Critchley-Robbins（2004）已做了許多討論。

疾病、失能與哀慟

> 我對早期轉診的反應指出，急於立即為患者看診，可能忽略很多關鍵因素。接下來的例子也顯示，給予患者情緒更多時間與空間，能夠快速的揭露因為疾病與失能所造成的哀慟。

✠ 早期轉介治療 ✠

在我接受了一個與高齡者工作的職位，並參觀一般醫院的病房之後不久，我被要求與一位男性高齡患者進行談話，這位患者馬上要被轉介到復健病房，但是他的主治醫生非常擔心這位患者的憂鬱狀況，而這個憂鬱狀態從患者最近接受的精神疾病治療之後，就一直沒有好轉跡象。我當時已經花了多天與各部門的工作人員詳談、參加病房巡視與其他會議之後，很高興終於被指派了一名病人，可以開始著手「真正的」工作了。我要在這名患者的單人病房與他會面。他的主治醫師帶我進到病房裡，並向患者介紹我。我當時看見這個又瘦又小的男人，僵硬的坐在床邊的扶手椅上，他穿著整套的灰色西裝，而且看起來相當不悅。主治醫生

離開之後，我拉過另一張椅子坐下，並詢問他想不想和我聊聊，他想都不想就回答我，他一點都不想見我，而且也沒什麼好說的！我記得我還是待了滿長一段時間，試著說服他和我談談，由於我急於想真正開始與患者工作，因此說服的有點過了頭。但是他依然堅持不開口說話，最後我離開病房，感到相當失望。

✠ 米勒先生：沮喪來自於家裡 ✠

米勒先生現年 76 歲，由於醫院工作人員認為自從他數週前進入復健病房之後，心理狀態有快速惡化跡象，因此將米勒先生轉介給我。他現在已經無法自主行走，眼看餘生就要局限在輪椅上了。米勒先生與太太原本住在一棟小小的兩層樓房子，醫護人員認為米勒先生不能接受自己無法再走上二樓的事實。米勒先生很擔心妻子會如何應對，也很擔心自己會「完全失去自由」。

病房的護理人員於是問我，是否願意在護士辦公室旁一間小小的邊間與米勒先生見個面。那是一間很窄小的房間，只有一張床與一個置物櫃，剩餘空間只夠放幾張椅子而已。當米勒先生被推進房間時，我發現他是一個強壯高大的男人，但是雙腿腫脹不堪，從褲腳可以看到綁著的繃帶，而他的表情非常哀傷。我問他覺得和我會面有什麼感覺，他看起來頗為愉快，說很感激有機會跟別人談談。

米勒先生談到，他覺得他的家很「沮喪」，因為他們必須搬走客廳裡的兩張扶手椅，才有足夠空間擺放為了他而移到一樓的床。我說我認為他才是可能感到沮喪的人，米勒先生同意還差點

笑出聲音來，然後說他認為他們都感到沮喪，特別是妻子。之後他告訴我，如果不是妻子的陪伴，他一定會比現在更加失落，然後米勒先生開始啜泣。當他恢復鎮定之後，他繼續說物理治療師告訴他，如果他上樓的話，他們不會負任何責任，但是米勒先生認為自己可以辦到。然後他告訴我幾個星期前去看了醫生之後，立刻就被要求住院了，當他說到這段經過時，我可以感覺到他當時的震驚。我說他經歷了一場災難，而且尚未從震撼中恢復過來。米勒先生嘆了一口氣然後同意我的說法，告訴我當時醫生說他「狀況非常糟糕」。我認為米勒先生還沒有體會自己病得有多嚴重，並因為太突然的入院而飽受驚嚇。

　　米勒先生又再次露出悲傷的神情，說如果他早一年去看醫生的話，也許現在就還能夠自己爬樓梯。然後開始告訴我關於那棟房子的更多細節；一樓只有兩間房間，還有一條走廊跟通往花園的階梯。不能再自己走進花園似乎讓他感到很絕望，我也覺得有些沮喪，所以問他可不可能改建坡道，讓他能夠出去，但是米勒先生不認為自己與妻子可以對付得了坡道。

　　唯一的浴室在二樓，雖然米勒先生有了室內便盆，但是他仍然很擔心沒有浴室會不方便。他說自己想過要裝設樓梯升降器，但是又覺得恐怕會花上太多時間。我在心中懷疑米勒先生是不是覺得自己將不久於世了？他問我他從復健病房出院之後，是不是會被送進日間醫院，我向他保證就我所知都已經安排好了，於是他又問他所做過的進一步檢查與掃描是不是表示他能被治癒？我感到非常不舒服，然後回答他說「我們還不清楚」，但是我認為他想讓我知道他非常希望能痊癒。米勒先生承認自己的確抱持這

樣的希望，但是又再度陷入悲傷，他說明天妻子要來訪，所以我詢問他是否願意與太太一起來跟我談談，他對這個提議感到很開心。於是我結束了面談，然後約定和米勒夫妻下週再見面。

　　隔週，輪到了米勒先生的主要照護者約翰（米勒先生的指派護士）值班，他告訴我米勒先生有時候能自己做一點事情，像是刮鬍子等，但是有時候卻又做不到這些事情，特別是當米勒先生覺得自己很悲慘的時候。因此我問約翰，如果米勒先生夫妻同意的話，是否願意參加我們下一次的面談。我解釋說這是因為我認為他可以藉此對米勒夫妻的情緒有更多瞭解。約翰多少表現出他的驚訝，但是並不反對，而米勒夫妻也同意了，因此我們一同在那個小邊間見了面，擁擠到幾乎要坐到彼此的膝頭上了。

　　米勒太太是個氣度雍容、穿著得宜的女士，看起來比米勒先生年輕幾歲。她微笑著說，她的姊妹最近常開她的玩笑：「無論生老病死，妳都願意陪伴他，所以才嫁給他的。」然後米勒先生與妻子異口同聲說：「現在就是『老病死』了。」我看著這對彼此相愛的夫妻感到非常感動。我開始說米勒先生很感激太太為他做的一切，於是他也開始告訴我米勒太太對他來說多麼重要，然後哭了起來。米勒太太非常憐惜丈夫，並說對他這樣一個「那麼獨立」的人來說，現在變得那麼依賴他人，是非常難受的。接著米勒太太語帶順從地說：「我們會毫不猶豫的對對方咆哮」，然後補充說明她瞭解「不要把事情悶在心裡」是現在最重要的課題。不久之後我結束了這次的面談，米勒夫妻表達了他們的感激，並告訴我他們認為自己不需要再跟我見面了。因此我說如果需要的話，仍然可以隨時聯絡我。米勒先生在幾天之後就出院

了。第二次面談只花了半個小時，這比第一次與米勒先生的單獨面談，花了一個鐘頭要簡短許多。

◎ 評述

回顧這些早期轉診的經驗，我對自己急於想要趕快接觸患者感到有些難為情，因為這樣便低估了將組織環境納入考量，以及花更多時間蒐集資訊以便評估如何在組織中更順利工作的重要性。不過在那幾次經驗之後，有一個臨床心理學實習生加入了我在醫院的工作，他似乎覺得只有看到第一位患者的那天起才算是真正開始工作，這點讓我感到有些氣憤。我認為他漠視了其他院內活動的重要性，像是那些他也已經參與過的醫療人員與病房會議等活動。我與這位實習生都曾有過的這種以患者為出發點的工作態度，會妨礙我們思考轉診的本質意義，以及在轉診過程中真正問題到底是何者與何物？與表面上看起來的問題又是何者與何物有所清楚區別。在我所陳述的第一個轉診案例中，如果先花時間與醫療人員談談他們對這個「憂鬱的」患者有什麼認識，可能會相當有幫助。為什麼需要精神科專家的幫忙？轉診傳達了醫療人員什麼樣的情緒？對這位患者來說，面對我這位「看神經病」的醫生代表了什麼意義？他可能會認為別人覺得他已經瘋了。

到了與米勒先生面談的時候，我已經決定讓主要照護者一同參與治療會比較好。關於與主要照護者間的諮商工作，將在第八章詳述。雖然我對與米勒先生的面談感到相當滿意，但是他的看護約翰對於我建議他參與面談表現出明顯的不解，讓我覺得失望而且迷惑。約翰一方面似乎注意到米勒先生極度沮喪的狀況影響

到他自理生活的能力，但另一方面對於參與面談以及與我的事後討論，約翰都顯得興趣缺缺。好像米勒先生的沮喪隨著轉診，責任也移交到我的肩頭上，所以約翰與其他的醫療人員便可以與米勒先生的悲痛情緒保持一定距離。因此，我在醫院裡所扮演的角色，可能就是讓醫療人員避免思考患者的悲痛苦惱，而我邀請約翰參與面談，就是對這種組織自我防衛機制的挑戰，而且我失敗了。

　　再度回顧過去的資料，我發現米勒先生如果處在一個他可以說話、而我可以傾聽與思考其經驗的空間之後，馬上就說出了「沮喪的房子」這個想法，以及難以調適被迫面臨失能的狀況，都讓我感到相當驚訝。我認為米勒先生同時也在向我陳述他的內心世界，在那裡他試著適應自己的沮喪，雖然他有意識的把沮喪情緒放到了房子上。當他的沮喪獲得認同時，他釋然地笑了，這個情感在我心中被擁抱的一刻，讓米勒先生得以面對自己的無助與依賴。他原本試著以否定自己的失能來獲得內心平靜，但是卻因為住院而被迫與驚嚇恐懼再度為伍。因此當我提出並直接指出他的恐懼時，他才能夠透過醫生的語言，認同了自己「狀況非常糟糕」。接著他又面對了如果自己沒有長期否定病況的話，說不定就可以被成功治癒的悲傷想法。米勒先生自認為自己對這個結果要負責，這個念頭可能讓他免於感受自己已經無藥可醫的煎熬。無論如何，我認為這是一個內心世界的無意識反映，它正處於一個相當糟糕的狀態，因為米勒先生感覺到自己心中那股毀滅的感覺已經佔了上風。我當時受到米勒先生沮喪情緒的影響，所以開始思考改建樓梯成為坡道的可能性，好像米勒先生自己沒想

過一樣，也許是因為我想要幫自己不舒服的感覺也找一個坡做為出路。現在我可以理解對當時的我來說，跟米勒先生一起面對他的那股對病況只能豎白旗投降的絕望實在相當困難，而且時間緊迫，米勒先生可能很快就會過世。所以我即使思考過他對死亡的焦慮感，卻說不出口，而米勒先生恐怕感覺到了我不願意提及他對死亡的恐懼，於是他轉而把我當作醫界權威，希望我以保證他會被治癒來加入他否定死亡恐懼的行列。我逃避到了一個集體認知的「我們」之下，卻毫無自覺。

就我所知，米勒先生要復原的可能性不大，但是我對他生理狀況的認知可以說是微不足道的，而且現在回想起來，告訴他實情或許比較好，並以提出或許米勒先生害怕自己不會復原來為他的恐懼提供一些空間。有時候我發現要掌握患者的生理狀況細節相當不容易，取而代之的，我會無法控制的考慮疾病所產生的心理情緒，剛好與醫院其他醫護人員專注於生理狀況，而不太願意接受當事人的心理情緒相反。因此，我也繼承了一個不幸的分裂傳統：我持續扮演當事人情緒「專家」的角色，卻相對的忽視了他們的生理疾病狀況。

米勒先生在面談中提及他的太太，似乎是一個暗號，希望太太一同參與諮商療程。因此第二次面談的重要性在於支持婚姻關係度過如同結婚誓詞裡所說的，「無論生老病死」的過程。婚姻關係也反映在內心世界，裡面的主要人物包含了一對夫妻，可能是一對已經為人父母的夫妻，攜手共同度過親密與毀滅的情緒。當米勒先生的內心因為毀滅性而感到相當殘破時，認知到對妻子的愛與感謝，以及支持外在世界的關係，並認識自己愛戀情緒的

力量都是相當有幫助的。這個介入治療也成為支持米勒太太的力量，特別是她能預期到他們的憤怒與絕望，需要以對對方「咆哮」的方式來抒發便可以看出來。我並沒有要理想化這種「患難夫妻、白頭偕老」的意思（第五章的案例很快就會推翻這個想法），也並非強調只有伴侶關係能提供這樣的支援。我想強調的只是在諮商過程中，讓家人或照護者也參與其中，以及維持親密關係的重要性。

關於哀慟反應到疾病與失能上的進一步闡述

> 哀慟的反應，包括驚嚇、否認與悲傷，遠比憤怒與愧疚要更立即被表現出來。憤怒與愧疚通常是以間接的方式表達，而家人也可能會為患者的疾病感到悲痛。

✠ 席威先生：用幽默的態度來克服自己的悲痛 ✠

震撼的經驗是一個不斷重複的主題。另一個患者席威先生，同樣也是七十多歲，與我每週面談總共六週，期間不斷重複告訴我讓他突然入院的中風景況。他當時在西班牙的一家旅館裡與太太度假，開心慶祝他的退休，快樂的像是二度蜜月一樣。中風當時他們正準備下樓吃晚餐，席威先生就在臥房裡倒下了，席威太太衝出門找人幫忙。中風讓席威先生右半身癱瘓，所以他說話時

有些口齒不清，口水偶爾會從嘴角流下來。前兩次面談，席威先生都哭的傷心欲絕，並且看起來明顯的放鬆許多。

　　第三次面談，在席威先生的慫恿之下，他的妻子與兒子加入了我們。席威太太明豔照人，大約也是七十多歲，一頭漂亮的金髮且身著一套白色長褲套裝。席威先生說起自己前兩次面談都泣不成聲，並開了自己一個玩笑，說他的眼淚在我房間的地毯上都留下污漬了，他形容自己是個「哀傷的小丑」，我說我覺得他只是心碎了而已，於是席威先生又哭了起來，之後席威太太也哭了。不過，席威太太與他們遲到的兒子對席威先生哭哭啼啼感到不太舒服，所以鼓勵他說說他平常常講的那些笑話。之後席威先生談起他計畫買一棟好整理、對他也更方便的小平房，但是他卻也擔心如果他再度中風的話，「一切就都是徒然了」。我告訴他，他是在擔心自己二次中風並因此半死不活，且擔心被留下的妻子。

　　下一週的面談，席威先生是獨自一人，他已經能夠談論他開始接納中風症狀所遭遇到的困難，已經稍稍復原一些，在物理治療師的協助下可以稍微步行。席威先生不停問病房裡的醫護人員他可以期待自己恢復到什麼程度，不過他也感覺到自己有「給自己一個自己想要的答案」的傾向，他會想像癱瘓的右手完全恢復並再次可以開車。同時他卻也在做著將自己半身不遂狀態納入考量的未來計畫。他有點擔心自己的感覺是「自憐」，於是我跟他聊聊他的悲傷，這股悲傷是適應未來生活的一部分。

　　在第五次面談之前，席威先生的兒子希望我打電話到他的手機。他告訴我席威太太被診斷出患有癌症，馬上要進行手術治

療，而他跟他母親為了不讓席威先生更沮喪，希望對他保密。我則鼓勵他們對席威先生說實話。第五次面談席威太太也來了，席威先生雙眼含淚說著妻子的癌症與自己的害怕，我告訴他們，對他們來說這是另一個震撼，而且他們尚未從中風的震撼中恢復過來。這次面談結束之後，席威太太在門邊停下腳步，轉頭過來問我怎麼能面對這麼多的悲傷，我一時回答不出來，席威太太也沒有來參與最後一次的面談，席威先生解釋說妻子的車出了問題，「三個爆胎」，他也告訴我他對癌症與手術的擔心，也擔心妻子是否能活下去。席威先生在妻子住院期間會住進養護中心，對他來說最困難的，是不知道接下來會發生什麼事情。

◎ 評述

治療師在面談過程中扮演角色的其中一個重要面向，就是要能夠吸收來自患者因疾病而失能所帶來的震撼，非常近似於哀慟所帶來的震撼。Joan Bicknell（1983）就向我們詳細闡述了一個殘障孩子為家人帶來的哀慟，在人們接受事實之前，首先是對驚嚇的反應，然後是恐慌、否認以及包含了憤怒與愧疚的悲痛。對高齡者來說，還有他們對過去曾擁有自主身體的自我感到悲傷。這種悲傷與哀慟相當近似，因為這類疾病可能是死亡的前兆，而且伴隨著一個令人恐懼的真相：中風患者的確有高機率再度中風，並因此死亡，而高齡者常常在入院後就馬上過世了。因此，對治療師與照護者來說，能夠面對患者恐懼死亡的事實是很重要的，對治療師來說特別重要的還有警覺到對死亡有意識或無意識的涉及與暗示。對治療師與照護者的困難之處在於，高齡患者對

死亡的恐懼，也激發了自己心中害怕父母親死亡的嬰孩期恐懼，以及對自我死亡的恐懼。而對高齡夫妻來說，還有誰先離開的問題。我認為席威先生原本是擔心妻子變成孤獨老人，必須獨自生活，但是當妻子被診斷出患有癌症之後，他開始擔心自己才是那個孤獨老人。

是否要說出或做出讓處在脆弱狀態的老人可能更加沮喪的事實或行為，是常被討論的問題。常見的情況是，家人或照護者混淆了自己與患者的負面情緒，然後可能將自己的沮喪投射到患者身上；所以雖然目的是希望避免患者沮喪，但是我們卻弄不清楚他們是在保護自己還是在保護患者。也有人質疑說，擁有一生豐富經驗的高齡者們是否需要這種保護。當然，我不會同意參與對席威先生保密的角色，因為這種不坦承會被帶進治療關係中，而且也因為這會隱含著我判斷席威先生沒有能力承受，並會把這種脆弱投射到他身上。

席威先生多次談到他很擔心妻子獨自開車，這是他表達擔心妻子在自己身故之後該如何自處的一種方式。爆胎的畫面很清晰地呈現出對妻子現況的恐懼，當然席威先生也擔心太太要如何應付其他實際生活面向，例如車子等等，而這份擔心所傳達出的外在實況與內在狀態，對治療師來說都很有用處。不同於先前所討論的，也就是米勒太太能夠支持丈夫，席威太太則是根本無法承受丈夫的焦慮感，因為她自己的情緒容量也因為突然的癌症診斷而面臨崩盤。事後回想起來，我認為席威太太臨走前在門邊問我是如何在悲傷之下自處的，其實是在問我「她該如何自處」這類的問題，以及米勒先生在第一次面談結束時，告訴我他

的妻子將會來訪，都是我們有時稱為「門把溝通」（door-knob communication）的例子。基於認為在治療開始或結束時說出的看似不經意的話語，幾乎都隱含著非常重要的訊息。

席威先生試著用幽默來克服自己的沮喪。幽默感當然是面對與度過難以承受困境的好方法，但是如同其他的自我防衛機制一樣，當過分依賴它的時候，卻可能產生其他進一步的問題。Dorothy Judd（1989）在其與病重孩童間進行治療的書中，陳述了她的研究所顯示癌症患者的父母、朋友或照護者都認為，當他們面對患者時要保持「開心、正面與樂觀」的態度。Dorothy 提到讓醫院保持「愈歡樂愈好」的氣氛，可能無意識地被用來當作壓抑來自患者憤怒反應的手段，且用來將患者從他們的憂鬱中「振作起來」。如果患者覺得沒有人可以承受他們的傷心或憤怒，這種歡樂便會導致更深層的絕望。

席威先生的例子呈現了患者如何與歡樂的氣氛攜手合作，當他把幽默感帶進治療過程中，有時候可以避免與自己的悲傷正面接觸，因而阻礙我們處理與疾病相關的哀慟。當我沒有參與他的幽默，並試著思考這份幽默感時，席威先生因此更有空間為自己悲傷，而向接受自己失落的事實又邁進了一步。

✠ 希爾太太：只聽得到自己女兒說的話 ✠

在我開始高齡者治療工作之後不久，我就遇到了一個極度困難的案例。希爾太太是一個 82 歲的老太太，剛剛從中風恢復過來。她仍然能夠獨自居住，因為兩個住在附近的女兒時常探訪

她，當女兒們到家裡幫忙時，希爾太太對她們感到愈來愈生氣，整個狀況對三個人來說愈來愈難以忍受。希爾太太是由她年約四十多歲的大女兒帶來的，在女兒的攙扶之下她巍巍顫顫地走進我的辦公室。希爾太太是個矮胖的老人，有好幾層雙下巴，幾縷灰髮蓋在她的臉周，她穿著一件毫無剪裁的棉質洋裝。大女兒表示母親重聽很嚴重，所以她覺得自己最好是留下來陪同面談，我同意了但是開始覺得不太自在。當她們兩位坐下之後，希爾太太把假牙與助聽器全都拿了下來，還抱怨著這些東西有多不舒服。

　　不管我說什麼、無論我多大聲吼叫，希爾太太都聽不到，她時不時會將助聽器放回去，但是毫無幫助，不過她卻可以聽到女兒說的話。透過大女兒類似口譯一樣傳達，我請希爾太太跟我談談她自己。希爾太太提到了她幾年前過世的丈夫，那是一段非常不快樂的婚姻，她的丈夫把工作以外的時間都花在酒吧裡。希爾太太告訴我，她經常在家做好晚餐，然後和兩個女兒等著丈夫回家吃飯，因為丈夫有可能心情不佳，所以她們多半帶著恐懼等待著。

　　我大吼問了許多問題，但是希爾太太卻每次都只聽得到女兒重複的話。希爾太太突然像是附加說明一樣提到這是她的第二次婚姻，她在第二次世界大戰爆發前夕有過另一段婚姻，第一任丈夫加入了軍隊然後消失在戰爭中。希爾太太等了他三年，但是他從此沒有再出現。我用了我最大的音量向她吼說：「我想妳覺得自己花了一輩子的時間在等待！」希爾太太茫然地看著我，我再度更努力試了一次，感覺自己雖然想被理解卻一直徒勞無功。於是我請她的女兒告訴她這個解讀，希爾太太露出了沒有牙齒的微

笑，開心地拍了自己的大腿，然後對我說：「這才像話嘛！」

之後，我補充說我認為希爾太太在等待女兒們來拜訪的時候，喚起了她等待兩任丈夫回家的記憶，希爾太太於是回過頭來談論自己後悔與第二任丈夫結婚，她對於丈夫怎麼對待女兒們感到特別不滿，他似乎對她們相當無情。這個時候，希爾太太的大女兒變得很不開心而且憤怒，說自己不想再談論或想到爸爸了。訪談快要到一個鐘頭的尾聲，我提出希望與她們再次見面，希爾太太似乎有意願再來，但是我看得出來她的女兒並不同意，而她們也沒有再回來找我。

15 個月之後，有人告訴我希爾太太再度中風了，導致她不能說話也不能吞嚥食物，因此必須被送進養護中心。他們希望我可以與她的女兒見面，因為復健中心的醫護人員說，他們覺得這次「很難不插手」。當我見到希爾太太兩個女兒時，她們刻薄的抱怨病房醫生說她們「與母親過於親近，而且太常去探視她」。她們非常生氣，我說她們大概也因為我一年前與希爾太太的面談而在生我的氣，她們同意我的說法。大女兒說她跟母親在面談之後好多天，都感到很沮喪，但是又補充說其實根本沒什麼好沮喪的，因為一切都過去了。小女兒於是談到她對於醫院的不信任感，所以她們要常常到醫院親自確認醫護人員都在做些什麼。她們說醫護人員「威脅」她們要把希爾太太送到照護中心，而且沒有事先告知她們，讓她們非常不開心。她們也強調母親過去的人生非常辛苦而且不愉快，所以我說我感覺她們正在試著為母親做彌補，她們同意而且態度也較為軟化，變得能冷靜說話，且對於希爾太太要被送到照護中心的可能性也顯得較為順從了。

◎ 評述

　　當 Freud 的病人朵拉，在 18 歲的時候逃離 Freud 的治療之後，Freud 寫到朵拉的父親擔保她會回來。不過 Freud 抱持懷疑的態度，因為他認為朵拉的父親只有在 Freud 聽從他的指示時，才對治療有興趣，但是 Freud 不願意這麼做（Freud, 1905a）。如同與青少年的治療一樣，與高齡者的治療，常常要仰賴親友的共同合作。即便希爾太太有重聽的毛病，我仍認為我與她溝通良好，我認為在我的反移情作用中，我也多少體驗了希爾太太有多麼絕望，她很高興自己能被理解，也急於想多談談自己的不愉快經驗，但是那次卻是一個不怎麼愉快的面談。在希爾太太女兒的移情之下，我變成了帶給母親與她痛苦的殘酷父親。諷刺的是，我當時就是想要讓希爾太太知道，當她在女兒們來訪時所感到的憤怒，其實是她對於自己等待兩任丈夫所產生的憤怒，移情到了女兒們的身上。換句話說，不同於大女兒所說一切都過去了，當希爾太太感到自己被女兒拋棄的時候，便會移情作用到女兒們身上，而成為現在當下的體驗。我對大女兒所做的這個探索，引發了父親的負面移情作用到我身上。

　　我當時不管怎麼嘗試，希爾太太都聽不到我所說的話，我那時候感到非常困惑，其實希爾太太明顯希望再次接受面談，但是女兒不想，我感覺到自己是沒辦法分開她們的。之後，那個有些難以理解的從復健病房轉診出去的事件，而女兒們不願退讓，似乎也反映了同一個過程：雖然她們無法再照顧母親，卻也沒辦法放手讓她住進照護中心。

　　我將兩個女兒對復健病房醫師感到憤怒的對話開頭，解讀成她們對我負面移情作用的一種表達。當她們能夠親自對我表達憤怒時，這個解讀獲得了驗證。這也是分裂移情作用的一個例子；在移情作用中，當當事人憤怒地談論某個外在人物時，可能是在移情作用中分裂他們對治療師的憤怒。這些負面情緒需要被集中到對治療師的移情作用中，好讓矛盾的情緒得以獲得處理。對治療師來說，讓這種分裂維持下去當然是很誘人的作法，能因此不用正面面對當事人的怒氣，而且能夠成為相反於黑臉的好人。

　　我認為兩個女兒對我、對女性醫生的憤怒，以及她們對病房醫護人員的懷疑，都因為父親曾經試圖讓她們遠離母親而表達了對父親的負面移情作用（不同的移情作用無論治療師的性別、年齡為何都有可能發生）。希爾太太的第二任丈夫似乎是個相當差勁的丈夫與父親，不僅沒有幫助女兒們脫離母親，也沒有幫助妻子脫離女兒。而出於對無情父親的憤怒，讓父親成了她們共同的敵人，讓母女三人的關係更加緊密。我在面談中正確詮釋了希爾太太的感受，威脅到了母女三人間的同盟關係，雖然希爾太太本人很開心，但是卻讓她的女兒感覺到我像父親一樣，跟母親建立起了特別的關係，而阻礙在母親與她之間，因而惹惱了她。雖然兩個女兒都已經離開母親，建立了自己的家庭，但是隨著希爾太太健康狀況持續惡化，母親可能死亡的事實逐漸逼近，無疑的喚起了女兒們對失去母親與被拋棄的嬰孩期恐懼。相對於希爾太太對中風的恐懼、對婚姻生活感到後悔、失去家園還有死亡的陰影逐漸接近，讓她不得不像抓住救生艇一樣的抓緊女兒們，因此變得只聽得見女兒們的聲音了。我能夠體會女兒們充滿愛與為母親

彌補過往不愉快的補償心理時，這支持了她們內在成人對母親的關心，且似乎幫助她們接受希爾太太搬入照護中心的計畫。

小結

　　僅有數次面談的簡短介入，特別是對受疾病與失能所苦的高齡者來說，能夠提供對他們外在與內在世界的理解，並能哀悼失落所帶來的結果。正面提出震撼的存在是相當重要的，因為它常常是由疾病與失能所帶來的哀慟反應中力量最強大的部分，無疑是與對身體的自戀以及堅信身體永遠不會衰退或失敗的概念有關係。哀慟的情緒還包含了恐慌、否認、愧疚與憤怒。

　　讓伴侶、其他家人或照護者參與治療，對於支持親密與照護關係是有幫助的，但是也因為共有的哀傷問題，與高齡者對其他可能阻礙治療的家人的依賴，而可能不容易實行。不過無論如何，上述提及的簡短介入提供了機會聚集並安撫轉移到了家人或治療團隊上的負面情緒。有的時候這代表著參與一場分裂的移情作用，在其中相對於有較多衝突的其他人，治療師可能會因為正面情緒而被喜愛，或者情況相反。治療師認知到因為失能或雙親其一可能的死亡，而被激起的嬰孩期恐懼，能夠支持家庭成員，並幫助他們支持他們的父母親。

第三章

長期個人治療

引言

　　本章透過兩個長期治療的案例來描述關於老化的重要議題。泰勒太太因為突然病倒而面臨了必須依賴他人的困境；克羅先生則是在發現老化與死亡的腳步逐漸接近之後，開始想要處理過往所承受過的重度創傷，而這個創傷他從來沒能跟別人談論過。本章將以高齡者所遭受的「性創傷」（sexual trauma）及其治療情形做為結束。

　　這兩個案例都將以較細節的案例研究方式呈現，同樣的作法將延續到之後數章。像這樣關注每一次面談每分每秒的所有細節，讓我們得以觀察移情與反移情關係的逐漸開展，並留心療程中的細節發展。這種研究方法很像是把影片調成慢速播放，仔細檢視每一個畫面，以便更深入理解所發生過的事件。這很類似於一般精神動力模式督導程序所進行的細節討論，治療師會將他或她與當事人間的特定面談細節，與督導詳細討論，也就是詳細研究分析當事人與治療師之間的互動。

生命晚期的「依賴」

✠ 泰勒太太：在無助中崩潰 ✠

與泰勒太太的治療包含評定面談（assessment meeting）與總計 16 週的治療，最後兩次面談是在她臨終前兩週於病床旁進行。這是關於一個異常堅強且健康的女人，在邁入八旬高齡之後，突然急速衰退的紀錄，我在面談過程中所做的紀錄，顯示泰勒太太當時面臨一個難以解決的困境：生命對她來說已經失去意義，她等不及想死卻又害怕死亡。

✠ 嬰孩化與對依賴的恐懼 ✠

在一開始，從我接受轉診的方式到之後的評估面談上，
我都被捲入了將泰勒太太嬰孩化的情境中。

泰勒太太現年 80 歲，由一般醫院的專任顧問醫生（consultant physician）轉診到我這裡。這位醫生告訴我泰勒太太剛從一般病房出院，並且被診斷患有帶狀泡疹、反胃與腎衰竭。當泰勒太太的兒子到醫院來威脅這名女醫師的時候，曾經引起一場騷動。泰勒太太的兒子住在她樓下，那是一棟隔成兩戶公

寓的房子。這名女醫師很擔心泰勒太太與兒子間的互動關係，因為泰勒太太過去曾經是個非常好動、積極的老人，且每天都去購物中心，現在卻變得「遲疑又脆弱」，想必無法恢復到過往的生活方式。當顧問醫師要將泰勒太太轉介給我時，她本來應該以門診患者的身分回到醫院來，我則被通知會有安排將泰勒太太送到我的諮商室。於是我請這名女醫師在見到泰勒太太時轉達她關於面談時間的細節。但是這次面談因為泰勒太太又再度入院，最終必須取消。

　　之後的五個月，我沒有再聽到關於泰勒太太的任何消息，直到她的家庭醫師聯絡我的秘書詢問是否能夠跟我預約時間。這次泰勒太太與她的媳婦一起出現了，她踏著小碎步，緊緊挨著她的媳婦走進我的辦公室。那是一個很寒冷的二月天，泰勒太太穿著一件排釦的灰色長大衣，她站著解開釦子，看起來很希望媳婦能夠幫忙的樣子，而她的媳婦看起來非常不耐煩，終於伸手幫她解開了釦子，泰勒太太氣喘吁吁地坐了下來。她長得很瘦小，有一頭稀疏的灰髮，髮尾微微捲曲，帶著一副過大的眼鏡，瞳孔的顏色很亮，身穿整齊的裙子、襯衫與一件開襟毛衣。她的媳婦則是一頭紅髮、瘦骨嶙峋，坐在旁邊與泰勒太太形成極大的反差。媳婦用非常客套的口吻向我自我介紹之後，問我是否可以私下說幾句話，泰勒太太不發一語。當我問泰勒太太是否介意我私下與媳婦說話時，泰勒太太用顫抖的聲音回答說她不反對，所以我答應了媳婦的要求，並表示我跟她談完之後，也希望可以跟泰勒太太私下聊聊。

　　媳婦與我獨處之後，她開始一連串激烈的怨言，說自從婆婆

生病之後就變了很多，因為泰勒太太變得膽小害怕而且依賴他人，泰勒太太只有一個兒子，對兒子與媳婦來說已經成為一大負擔。這對年輕夫妻的生活因為母親而受到了很大的限制，因為他們走到哪裡泰勒太太就要跟到哪裡。而且，媳婦懷疑婆婆是裝病，因為泰勒太太會在他們面前說自己什麼事情都做不動，但是他們卻聽到泰勒太太在樓上非常敏捷的走動，但是當他們一出現，泰勒太太就會攤在沙發上說自己不能動。媳婦又說泰勒太太對每個人都有一套不同的說法，於是我發現這次面談可能不容易進行，而且媳婦的抱怨簡直一發不可收拾，我對於媳婦的怨氣感到非常驚訝，幾乎感到有點窒息。

當我開始與泰勒太太談話時，她說她覺得跟我談談也無妨，又說自己的帶狀泡疹很嚴重，並讓我看她脖子上的泡疹。泰勒太太對自己無助又虛弱的狀況感到很沮喪，並且不認為我可以對她的健康狀況幫上什麼忙，我同意她所說，但是又補充說瞭解她心理的感受，可能可以幫助治療，泰勒太太看起來對這個看法很感興趣。我問起她的生活，她沒有說太多關於自己的事情，只提到她的童年很愉快，婚姻生活很糟糕，但是不想多談婚姻的話題。

這次面談的尾聲我感到很困惑，而且仍對媳婦的高度憤怒感到難以接受，於是我說在我能做出任何有幫助的建議之前，我想與泰勒太太的兒子也見個面。

兩星期之後，泰勒太太的兒子與媳婦一起與我見了面。我立刻可以理解之前關於他威脅醫生的傳聞，因為這個男子身材非常粗壯結實，身穿黑色西裝，手提一個黑色皮革公事包，但是他其實禮貌周全，而且非常渴望與我聊聊母親的問題。他告訴我父親

第三章　長期個人治療

在 26 年前就過世了，之後沒多久自己就離家，蓋了一棟兩層樓的房子，一層樓給了母親住。他說母親生病之前是一個非常熱心、獨立且令人喜歡的人，泰勒太太常常會替兒子媳婦買東西，或是做一些像是洗衣服、照顧花園等家務，但是現在卻非常依賴他人，不願意獨處，而且宣稱自己什麼事都做不動，好像脆弱的連湯匙都拿不起來一樣。但是泰勒太太在全盛時期曾經營一家工廠，工廠裡所有手工都能做，還能扛起沉重的機具設備。即使到了 80 歲還是非常活躍，而且看起來比實際年紀年輕許多，歷經兩次中風都完全康復，回復到完全能自理的狀態。

這對夫妻一邊說著，我一邊感覺到憤怒與迫害的氣氛令人難以承受，使我難以動腦思考。最後我終於說出我認為泰勒太太能無視於老化，是一個非常特別的女人，但是看起來老化與疾病終於找上她了，而且說不定泰勒太太與兒子媳婦都非常害怕她會死。我這個詮釋好像替漲飽的氣球放了氣一樣，緊張感一下子鬆懈許多，我也終於不那麼如坐針氈了，泰勒太太的兒子與媳婦看起來也放鬆了一些。這個詮釋帶來更進一步的效果，他們為我提出了重要的資訊：媳婦告訴我，泰勒太太過去有過一個未婚夫傑克，但是因為患了結核病而上吊自殺，是泰勒太太發現他的遺體。傑克曾經給過泰勒太太一個訂婚戒指，一直到最近一次入院為止，泰勒太太從來沒有拿下來過。

面談結束之後，我提出希望每週與泰勒太太面談 50 分鐘的要求，當然必須她本人同意才會進行。我希望直到我的復活節假期為止與她連續三週面談，並在假期之後做一次評估，看泰勒太太是否願意繼續治療。她的媳婦表示願意每週帶婆婆來。

45

◎ 評述

　　當我提供面談時間給專任顧問醫師，讓她轉達給泰勒太太時，我就讓自己陷入了嬰孩化的情境之中。如果泰勒太太希望接受治療的話，我應該要讓她自己聯絡我，同時也讓我得知她的動機有多強烈。我對於延續泰勒太太嬰孩化的狀況，也應該負責任，因為當我與媳婦談話時，像對待青少年一樣，讓泰勒太太在外面乾等，雖然獨自談話是媳婦提出的要求，但是我同意便代表我也默許了媳婦所抱怨的問題，因為我們兩人的作為，讓泰勒太太顯得好像沒有能力參與成人間的對話一樣。而排除泰勒太太只與兒子媳婦面談，也再次惡化泰勒太太的嬰孩化狀況。現在回頭來看，我可以理解他們將泰勒太太嬰孩化，其實是他們對於母親變成依賴的小孩而且不能再實行母親職責所感到的憤怒。這個獨特的女人像管家一樣照顧兒子與媳婦，而現在不能再繼續當管家，讓兒子與媳婦又驚訝又不可置信。排除泰勒太太進行面談，等於參與了攻擊她的成人自我，把泰勒太太視作依賴的小孩，且免於思考當一個成年婦人被迫退回到小孩時所受屈辱的痛苦。

　　將高齡者嬰孩化，讓我羞於檢視自己過往治療行為，而且在我與高齡者的治療經驗中屢見不鮮，反應了某種自我防衛機制的分裂與投射性自我認同。當高齡者被當作孩童對待時，醫護人員分裂自己的依賴感，並投射到高齡患者身上。面對高齡患者會激起醫護人員對父母死亡的恐懼，因此，將高齡者嬰孩化可以讓醫護人員從自身的嬰孩恐懼中逃離。另一個替代或補償性的分裂，是把所有老年患者看成同樣年紀的高齡者，例如，常常當我問醫

護人員患者有多老的時候，醫護人員們都會嚇一跳。這種分裂讓醫護人員與患者持續分離的狀態，並讓醫護人員從認同患者而引發的心理狀態中脫離。特別是對自身老化的恐懼，害怕有一天自己也會遭病痛侵襲，並面對自己的死亡。

懷疑母親裝病而引起的憤怒，讓泰勒太太的兒子與媳婦可以避免承認母親生病所暗示的意涵，而我並沒有理會他們的憤怒。事後回想起來，我認為不予理會是正確的，因為如果我與他們討論這股憤怒來源的話，代表著對泰勒太太的批評，而且會妨礙兒子媳婦對母親產生更深層的擔憂。我提出的詮釋觸及了他們對母親死亡的恐懼，且含蓄的觸及了對母親死亡的嬰孩期恐懼。這個詮釋的有效性與重要性，在諮商室裡緊張感消除的瞬間獲得了應證，他們變得比較能夠與自己的成人關懷做出連結，開始思考母親的處境與感受，許多有用的資訊也陸續顯現出來。我瞭解到在泰勒太太身上出現的老化疾病，可能會喚起她心中失去未婚夫的記憶，我明白自己找到了治療的切入點。不過，我跟泰勒太太的那次面談卻是無功而返，所以我想提供她更貼心的療程安排，讓我們彼此都看看治療對她是否有幫助。

泰勒太太很明顯需要一些私密的時間，因此現在想起來，我應該安排兒子與媳婦和另一位治療師面談，與泰勒太太的治療平行進行，且支援我與泰勒太太的治療。我當時應該要質疑媳婦接送泰勒太太的安排，並且思考讓她們自己分開單獨往返，是否能在關於參加面談上給予泰勒太太更多獨立性（更多關於治療中評定面談的討論，請參考 Noonan, 1983, pp. 48-63）。

✠ 習慣 ✠

> 早期療程包括在治療中常被使用的一個程序：一個提供
> 更多時間為當事人進行評定的測試，並探詢提供較長治
> 療的可行性。這個過程使得當事人與治療師做出更多有
> 事實依據的決策，這也更需要監控其可能在當事人身上
> 激發的情緒。

第一次的面談，泰勒太太可以說是又用小碎步、氣喘吁吁地踏進了我的諮商室，我決定不幫忙她，我只坐著等，但是當她掙扎著想解開灰色大衣的釦子時，我覺得不能不幫，所以幫她解開釦子並掛上大衣。泰勒太太對我願意與她見面表達了感謝，我向她解釋未來三週面談的目的，並在復活節之後進行評量。我告訴她面談是讓她想說什麼都盡量說的機會，而她如果記得作過的夢，說出來也會很有幫助。於是泰勒太太開始說她沒辦法自理生活，而且完全沒有力氣，什麼東西都握不住。當她說到自己感到既孤單又無助，除了一週三天到日間照護中心之外，大部分的時間都孤獨一人，她顯得很沮喪。

泰勒太太說因為兒子不夠體貼讓她覺得很受傷，她很希望兒子可以親親她、握著她的手，然後她談到了傑克。泰勒太太在二十幾歲的時候認識了傑克，並且關係非常親近，但是傑克死於結核病，而泰勒太太也在 29 歲的時候嫁給了丈夫比爾，比爾在

泰勒太太五十多歲的時候就過世了。當她諷刺的說自己的婚姻是「很晚開始卻提早結束」時，我在她眼裡看到一絲智慧光芒，一閃即逝。比爾很愛喝酒，常常「毫無節制」，把整張床都尿濕了，讓泰勒太太非常丟臉，感覺憤怒而且受傷。我心想不知道比爾是不是感覺到泰勒太太始終只愛著傑克。

在第二次面談時，泰勒太太談到了另一個男人湯姆，也曾經是她的未婚夫。湯姆因為丟了工作而出現憂鬱症狀，之後服毒並且割喉自殺，他被人發現死在他們最喜歡的散步道路上，泰勒太太一邊說著這個慘劇，手一邊顫抖著。我感到有點困惑，因為在泰勒太太的媳婦所說的版本裡，傑克與湯姆是混在一起的，與泰勒太太所述的版本有些許出入。當我問到傑克時，泰勒太太說她是在認識湯姆以前就認識了傑克，但是因為傑克生病的關係，他們只能當朋友。當傑克知道自己將死於結核病時，他就給了她一筆錢，好去買一個用來紀念他的珠寶。泰勒太太買了一個鑽石戒指，並戴在小指上。

在第三次面談，泰勒太太又重複談到關於這三個男人的事情，所以我做了大膽的詮釋，說我認為泰勒太太覺得自己對這三個曾與自己親近的男人的死亡感到愧疚而且有責任，泰勒太太困惑的看著我，並且說沒有，她不覺得自己有這樣的感覺。

◎ 評述

我從泰勒太太一進門就陷入了兩難中，不知道該幫忙她多少，雖然我覺得不需要幫忙攙扶她走路，但是當她掙扎著解大衣釦子時，卻無法不伸手幫忙。因為我心中存有疑慮，不知道她是

真的有困難，或是只是在操弄我的同情心而已，我怕自己會讓這個看似無助的老太太予取予求。我感覺不幫忙她顯得啟人疑竇，而且讓自己像他的兒子媳婦一樣苛刻，可是幫忙了她卻又顯得做作且愚蠢。對泰勒太太、他的家人以及我來說，最令人恐懼的是她與日俱增的絕望與依賴感。對泰勒太太是否在裝病與操弄他人的疑慮，讓我們否認她有多脆弱，並且暗示她並非全然無助，而是還在能自我掌控之中。不過，當泰勒太太說到自己失去自理能力以及握不住東西的時候，我認為她清楚表達了對自己再也無法振作起來的擔憂。

依照我過去與高齡者工作的經驗，驗證了一個模式：泰勒太太這種有過不平凡人生的高齡者，在老年時最可能因為生理性疾病或是需要依賴他人的原因而突然變得精神衰弱。心理分析師 Brian Martindale（1989a）對上述過程已有所研究。他表示：老年期變得「再度依賴他人」的經驗，其實是生命早期的依賴關係中曾歷經過挫敗所產生的特定問題。當生理與心理能力衰退，依賴感隨之再度來臨，因此再度被喚起依賴感永遠不能獲得滿足的恐懼。對於精神分析式的嬰孩觀察發現，可以幫助我們進一步理解對依賴的恐懼所帶來的嚴重焦慮感。Bick（1968）告訴我們嬰兒擁有來自母親或主要照護者足夠的擁抱有多麼地重要，這代表不僅生理上被擁抱，而且心理上也被擁抱。如果過長時間沒有被擁抱，嬰孩會經歷一種「反整合」（unintegration）的心理，也就是 Bick 與其他學者所形容的對「自身支離破碎」（falling to pieces）或「消解於無形中」（dissolving into space）的恐懼。因此，在其最早的共鳴（resonance）中，對依賴的恐懼可能反

映了對自身反整合的恐懼。Bick 瞭解到如果嬰孩或長成至幼兒之後，沒有受到足夠的擁抱，他們可能會發展出不成熟的自我控制方法，例如運用缺乏內在包容感知的身體或內在。我認為像泰勒太太這些早年非常傑出、最後卻身陷在絕望中的高齡者們，可能一直以來都盡力自我控制，並避免依賴他人，直到這些防衛機制都因老化衰弱與依賴而遭到迎頭痛擊時，就會產生要面對支離破碎的恐懼。

　　第一階段的初期治療主要是讓泰勒太太安定下來，雖然開始在假期前三週有點困難。但是我對泰勒太太很快能夠跟我聊起那個讓她引以為恥的丈夫感到相當驚訝，所以我有些失控，在錯誤時機做出了一個關於她對三個男人心懷愧疚的詮釋。我應該對於她害怕自身支離破碎、害怕自己孤單、沒有人可以傾吐不快樂等給予更多理解。認知到泰勒太太可能對於要開始依賴我感到充滿戒心，也會很有幫助，因為我馬上就要因為去度假而拋棄她了，讓人想起泰勒太太是如何對三個男人失望的。復活節之後的評估計畫，讓泰勒太太有機會決定是否要持續和我面談，不過她也可能覺得這是讓我放棄她的一個機會。

✠ 憤怒與悲傷 ✠

　　　隨著我們的面談次數增加，泰勒太太能夠表達更多的憤
　　　怒。無論如何，我很難承受在移情作用中關於我的憤
　　　怒。

　　復活節過後，泰勒太太回來接受治療，並且告訴我該說的她都說了，跟我已經沒什麼好談的。然後，她氣沖沖的舉起手掌給我看，告訴我她的手不應該這麼柔軟又乾淨，因為她以前總是做大量的園藝工作、燙洗衣服等等，但是現在她卻很害怕夜裡獨自在家。她說自己是兒子媳婦的一大負擔，因為自己每天只能攤在沙發上，精疲力竭又氣喘吁吁，什麼事情都做不了，她說自己一點精神都沒有，而且總是覺得很緊張，卻也不知道為什麼緊張。

　　我問起她的父母與家庭生活，泰勒太太談到母親的時候才看起來開心一點。她說母親是個寬厚且善良的人，臨終前是由她照顧的。母親當時已經記不得任何事情，而且不良於行也沒有自理能力，所以泰勒太太把母親接回家住，並與母親睡在同一間房裡，但是這就表示當年 15 歲的兒子沒有自己的房間而必須與父親共用一間，泰勒太太認為自己當時嚴重忽略了兒子，而且兒子也非常痛恨被忽略。泰勒太太的父親在那之前的幾年就已經過世了，父女兩人感情非常好。面談快結束時，我問泰勒太太對繼續療程有何意見，她說她覺得我是唯一能跟她聊聊這些事情的人，因此她想繼續下去，我說只要有幫助，我們可以盡量延長面談期間，而且我們兩人都可以隨時提出結束療程的議題，並且討論如何取得共識。但是當我們決定要結束時，需要一段緩衝時間，最少一個月前做出通知並準備結束（現在在公立醫院中，提供無限期治療的例子已經很少見，但當我剛開始參與高齡者治療工作時，我的臨床心理學主任同意我可以挑出某些患者進行無限期治療作業，做為研究依據並加深我對高齡者的瞭解）。

　　第五次的面談，泰勒太太抱怨她愈來愈難走路。她告訴我自

己作的一個夢，夢裡她的父母親因為缺錢而正在爭吵，泰勒太太要給她們一些自己的錢，卻發現自己也沒有錢了，當她走到樓上找錢時，他看到她的老朋友馬伯病在床上，另一個老友桃樂絲正在照顧他。我問泰勒太太這個夢是否讓她想起些什麼事情，她告訴我，馬伯與桃樂絲曾與泰勒太太一起在工廠工作，在她手頭拮据的那段時間，她沒有向他人借錢，因為以前的人通常不這樣做，不像現在的人輕易伸手向人借錢。而當我對夢做詮釋時，我利用談論她對自己油盡燈枯的憤怒來引出夢中爭吵的憤怒主題，泰勒太太於是告訴我，她的心臟與腎臟都有問題，但是她已經老到不能洗腎，因為有更年輕的人需要做，泰勒太太帶著沉痛的語氣說，自己的心臟早就回天乏術了。

　　泰勒太太接著想起我說過的：她對自己什麼都做不了，因此感到相當氣憤的事情。她沮喪地說道，幾天前當她的兄弟姊妹來拜訪時，她的態度很差。她的哥哥姊姊住在海邊的小鎮，以前當她還健康時，常常去拜訪他們。泰勒太太說那天她大聲斥責他們：「你們東拉西拖，就是不願意來看看我！」泰勒太太說自己對好多事情都感到很憤怒，且重複不斷問自己：「為什麼會發生在我身上？」我說我認為她正在等死，泰勒太太立刻回答：「當上帝準備好了，祂就會來帶領我。」我想她應該覺得上帝讓她苦苦等待當作懲罰，並讓她飽受苦楚，但不理解上帝為何這樣做。泰勒太太說自己並不是害怕死亡，而是害怕自己怎麼死，她擔心自己的身體狀況會更加惡化，死得又慢又痛苦。

　　第六次面談，泰勒太太持續表達了對自己身上所發生的各種慘況的憤怒，她的呼吸困難狀況惡化，甚至在面談當中有時必須

停止說話來喘息，看起來像吸不到空氣，但是很快就恢復正常呼吸。泰勒太太大部分的憤怒都是針對兒子與媳婦，因為他們堅持母親應該要能更獨立一點，但是泰勒太太從醫生那裡理解到的，卻是自己不可能會好起來。她對於自己成為兒子媳婦的負擔感到很懊悔，而且逐漸發現自己對他們的憤怒也讓他們感到憤怒。我告訴她，我認為她害怕獨處也不准兒子媳婦單獨出門，並將兒子媳婦限制在家裡，就像她自己被限制在家一樣，她回答說她並沒有要當「絆腳石」的意思，她不是故意的，但是兒子與媳婦在家陪她的時間愈來愈少。泰勒太太生氣的是因為她覺得他們編謊話說工作有多麼忙，好避免與母親相處。她說他們本來計畫要去拜訪很久不見的老友，但是在最後一秒鐘兒子卻因為工作而取消計畫，泰勒太太覺得很受傷，我也替她感到生氣又難過。

◎ 評述

復活節假期加強了失落與被遺棄的感受，並為治療關係帶來了強烈的負面移情作用，讓泰勒太太表達了某些憤怒與沮喪。有一陣子我面對的困境是整理在移情過程中與我相關的憤怒情緒。舉例來說，泰勒太太無意識地覺得我在復活節假期期間也把她給忘得一乾二淨，就像她的兄弟姊妹一樣對她毫不關心，也像她的兒子與媳婦一樣不想與她相處。泰勒太太對我心懷羨慕的情緒是適當的，因為不同於泰勒太太，我來去自由。Ruth Porter 研究過關於高齡者的個人精神分析式心理治療，指出我們有必要瞭解「對治療師適當的羨慕」（1991, p. 485），因為治療師自身有可動性且獨立自主。對一個虛弱又高度依賴他人的人來說，要表

達憤怒與羨慕的情緒並非易事，而且這兩種情緒在任何一種專業照護機構或家庭裡都不受歡迎。對高齡當事人來說，要能夠表達憤怒是相當重要的，因為如同 Porter 指出，悶在心裡的怒氣會對內心世界造成不良影響，而且可能會壓制哀悼與寬恕的出現。相反的，當憤怒得以被表達時，往往能帶來具建設性的結果，特別是如果這些抱怨是合理的，就可以「增加希望並驅除絕望」（p. 477）。

憤怒對治療師來說同樣的困難也令人懼怕。當面對泰勒太太的憤怒與羨慕時，以不將她的怒氣連結到我身上使得分裂的移情作用持續下去，是一個很吸引人的作法，那麼相對於泰勒太太所憎恨的人們，我可以繼續扮白臉治療師。當我接受某部分來自她夢裡關於他人的憤怒時，泰勒太太便能夠與自己無藥可救的心臟所帶來的悲傷情緒產生連結，或許也證明了她那因自己生命中的男人們而傷痕累累的親密情感。無論如何，因為不將她的與我的憤怒情緒在移情作用中加以連結，我也無法接受她對於此時此刻治療關係的擔憂，這份擔憂是擔心她的毀滅性情緒會在我身上造成損傷。當時我也沒有注意到，泰勒太太的憤怒非常可能是她試著活下去的方法，當她的嬰孩化自我如此恐懼會變得支離破碎，或者像她的失能一樣一發不可收拾時，這是一種支持自己繼續下去的嘗試（Symington, 1985）。

我和督導討論了幾場面談，她認為泰勒太太覺得自己像個絕望的小孩，害怕沒有人愛、害怕沒有人要她，而她的成人自我則因為被迫要回到幼兒般的狀態，因而感到相當憤怒。她認為泰勒太太在夢中呈現出嬰孩期的恐懼，泰勒太太在夢裡試著討媽咪爹

地歡心，但是卻辦不到，泰勒太太也覺得自己像詢問好事是從哪裡來的小孩，她同時也覺得自己像個索求無度的小孩，太過害怕得不到自己所要的，泰勒太太的呼吸困難正是這種心理狀態的反應。Martindale（2007）認為這類對死亡的恐懼，來自於生命早期中沒有被滿足的依賴感，以及對可能再次歷經不滿足的恐懼。泰勒太太表明自己並不害怕死亡，但是害怕自己死得又緩慢又痛苦，好像不認為自己能獲得足夠的照顧，而得以安詳去世一樣。這種恐懼在兒子媳婦表現出拒絕態度與讓她失望時得到了證明。也有可能是泰勒太太在投射性過程中無意識的激起了這類拒絕。在這個過程中內心世界裡的絕情角色，在與他人的移情作用關係中外在化了，或者是像 Freud（1914）所提到的：「與其說是記得，不如說是重複出現。」

我的督導提醒我要注意馬伯與桃樂絲，他們可能顯示泰勒太太希望有同世代的朋友陪伴她，雖然多數的朋友可能都已經去世。當然也可能顯示她認為我與她的面談，並非朋友關係，對我來說只是工作職責罷了。有督導從旁提醒，幫助我思考泰勒太太對兒子媳婦的憤怒所表現出來的負面移情，鼓勵我整理這些情緒並運用在治療關係中。處理這些移情中負面情緒的重要性，在於藉此緩解泰勒太太的外在關係受到此類情緒影響的程度。

✠ 親密與失落 ✠

療程的最後階段包括了暑假與面談時間的更動，顯示了

分離與失落的情感，如何因為暫時休息與既定安排的改
變而受到刺激。在醫院病床旁進行的最後一次面談，讓
死亡的議題浮出枱面，顯示了大膽談論死亡的重要性。

　　接下來幾週的面談中出現了一個既定的模式：泰勒太太到達
時看起來愈來愈不良於行，也愈來愈萎靡且蓬頭垢面，有時候很
明顯地沒有梳過頭髮。只有一次，絕無僅有的一次，泰勒太太的
襯衫上有一個食物留下的污漬，她氣喘吁吁地坐下之後，過了幾
分鐘呼吸稍微和緩，看起來很開心見到我。我記得非常清楚，她
講了一個關於在日間照護中心吃午餐的故事，她說照護中心給她
們吃蔬菜派，而旁邊的配菜就是派裡的蔬菜。我看得出來她可能
覺得，這些老人根本吃不出區別了，給他們吃什麼都一樣。我向
泰勒太太更詳細解釋移情作用中的負面情緒，她通常固執的不願
承認自己對我懷有任何負面感覺，且需要保持某些情緒分離，好
讓我繼續當一個被她理想化了的好好先生。
　　那時候已經是夏天了，我們面談中有些很溫馨的時刻，當午
後陽光灑進室內時，泰勒太太會停止說話、豎起耳朵聆聽附近屋
頂傳來的鳥鳴聲，泰勒太太說那是黑鳥的叫聲，她特別喜歡黑
鳥。我很開心她跟我分享黑鳥的故事，並跟她一起靜坐聆聽。不
過，我仍然非常擔憂泰勒太太不斷惡化的身體狀況，雖然她一直
持續在看家庭醫生，但治療看起來似乎沒有效果。我跟那位顧問
醫師又談過一次，好再次釐清泰勒太太目前的健康狀況。顧問醫
生告訴我泰勒太太狀況很不樂觀，但是對於她為何虛弱至此，這
位醫生也感到很疑惑。

　　在六月底的第 12 次面談，泰勒太太告訴我她的兒子與媳婦安排了為期兩週的旅遊，從七月最後一週到八月的第一週，而這兩週自己將會住進社區的照護中心裡，於是我也告訴她我整個八月都不會在。一週之後，我必須與泰勒太太討論更動兩週後面談的時間，而那次面談剩下的時間，泰勒太太都表現得非常生氣，說自己是「一條舊抹布」，而且又老又蠢，因為兒子媳婦是這樣欺瞞著她。我承擔起她對我的憤怒，因為我沒有告訴她要更動面談時間的原因，也沒有告知她八月要去度假的計畫，我說她可能在懷疑我也要丟掉這條舊抹布了。泰勒太太眼裡閃過一絲光芒，並微笑著回答我說：「不管你喜不喜歡，反正我會來就對了。」

　　泰勒太太的憤怒持續增高，第 13 次面談時，她告訴我自己與兒子大吵了一架。第 14 次面談時，她的狀況非常脆弱不穩，脆弱到面談時媳婦反常地坐在等候區陪伴。再下一次的面談正是我更動了時間那次，泰勒太太沒有出現。我收到通知說她住進醫院了，並得知她是因為身體狀況過於虛弱而入院。隔了一週，我發了簡訊告知他們，說我會在平常面談的時間去醫院探視泰勒太太。

　　在我走向泰勒太太病房的途中，我跟照護人員們談了一下，他們似乎對於泰勒太太還活著感到很驚訝，而且不懂為什麼泰勒太太需要再住院，因為她看起來並沒有比之前更糟糕。泰勒太太住在一間單人房，我進去的時候她坐在床上，身後墊著數個枕頭，身旁擺著氧氣罩與氧氣筒，我在她床邊的椅子上坐下。她閉上眼睛、不發一語，好像要試著睡覺，我覺得自己好像吃了閉門羹一樣，但是又覺得不確定我在這裡會不會讓她感到比較舒服，

因此更容易入睡，接著我專心看著她的呼吸，害怕她隨時會過去。我開始說泰勒太太因為我改了面談時間又去度了假，把她晾在一邊，所以在生我的氣，又說住進醫院代表一天 24 小時都有人照顧她，比我七零八落的照顧有過之而無不及，泰勒太太看起來對這個說法有點感興趣，但是又再度閉上眼睛。我又開始擔心她的呼吸，害怕她會過去，甚至幻想她是不是在故意憋氣。我開始說她很害怕自己會死，並且連結她在我離開時覺得被拋棄了的感受。於是泰勒太太又再一次跟我說當上帝準備好了，祂就會來帶她走，但是這次她多說了一句：不過沒有人從墳墓裡回來過，告訴過我們那裡是什麼樣子。她說完之後我沉默了，發現自己在考慮如果泰勒太太走了的話，那我要在她原本的面談時間做什麼才好，我覺得不太舒服，所以我告訴她或許她覺得我也在等她死，好趕快去看其他病人。泰勒太太說她在等也想知道，但是沒有對這句話多做解釋。

隔一週是我假期前的最後一次面談，泰勒太太還在醫院裡，所以我在平常面談時間去看了她。她的狀況一點都沒有好轉，我進病房時她正在看電視，所以有點不情不願的關掉電視轉頭看著我，好一段時間不發一語。我發現泰勒太太以頗為驚慌的方式急促的呼吸，於是我跟她說起她對死亡的恐懼。泰勒太太話說得很少，幾乎都保持沉默，並且持續急促呼吸。面談快結束時，泰勒太太終於對我做出的詮釋表達一些回應。她帶著幽默的同意，抱怨我要去度假的事情，而且還對病房內的家具擺設做出評語，她說那個衣櫃沒有擺正、地板磁磚鋪得凹凸不平，還語帶驕傲的告訴我，要是她來動手絕不會做得這麼糟。

　　泰勒太太面前有一盤三明治，她解釋說自己沒有吃這個三明治，因為兒子會把媳婦準備的特別食物帶來給她。面談快結束時，泰勒太太調皮的看著我，然後吃了一口三明治，我說她可能對我帶來的伴手禮沒什麼信心，吃這個三明治是正確的選擇。泰勒太太眼睛發亮，微笑著對我說：「門在那裡，再買其他的來看看吧！」時間快到了，我提醒她假期結束之後我們就繼續面談，並跟她道別。我度假回來之後，聽說泰勒太太已經在醫院裡過世了，就是在我最後一次與她面談的兩星期過後，我很驚訝而且很難過。於是我寫了一封信給泰勒太太的兒子與媳婦，致上我的哀悼之意，並表示如果他們想要的話可以來與我談談，不過他們沒有回信。在那之後很長一段時間，我一直很想念泰勒太太。

◎ 評述

　　在我看來，泰勒太太陷入了對死亡與日俱增的驚恐中，就像先前所提過的，這些恐懼反應了潛意識裡沒有被滿足的依賴感，以及被丟棄的恐懼，這些恐懼很可能由於預期到兒子與我的假期而隨之加劇，且兩者假期是重疊的。更動面談時間會令患者困擾，而且對長期治療安排所形成的持續性與規律性也是一種干擾。泰勒太太對我的憤怒可能又是試圖重獲自我掌握的方法。無論如何，當她感受到我其實能理解一點她的恐懼時，她在心理上感覺被我擁抱了，恐慌暫時稍稍緩解，而能夠正常呼吸並且欣賞鳥鳴。黑鳥的叫聲可能喚起了無意識的嬰兒期被擁抱，並聆聽母親聲音的記憶。

　　之所以不隱瞞需要更動面談時間，以及我去度假的計畫，是

希望為思考預留一些空間，讓我可以細細檢視被這兩個事件所引發的有意識以及特別是無意識幻想。關於要不要提供患者解釋，並沒有不變的黃金定律，只要記得優先考量患者的利益即可。警覺到為了想避免委託人的憤怒，而給出一個好藉口，是相當重要的。即使已經做出解釋，患者仍可能抱有其他情緒或幻想，但是給出理由可能會更難觸及這些情緒或幻想。身為照護者與治療師，可以自由進出高齡當事人的生命中，因此對假期或面談時間更動所引發的患者情緒抱有一定的感知度是相當重要的。

　　在醫院裡進行的最後兩次面談中，同時也是泰勒太太在世的最後幾週，她對我刻意保持距離，可能是某種形式的「預期性哀悼」（anticipatory mourning），她正為死亡做準備。Dorothy Judd（摘自 Eissler）將預期性哀悼解釋為瀕臨死亡的那個人，會「逐漸脫離所愛的人，做為緩解死亡帶來分離的方法」（1989, p. 147）。Judd 提到因為家人與親戚們會強烈希望患者能活下去，因此治療師可能是讓預期性哀悼發生的較佳人選。因此移情作用關係就可以是「這個逐漸鬆綁關係的替代場域」（p. 147）。我對泰勒太太另一個方面的恐懼，也是 Judd 在其文章中闡明過的，是她理解到對那些陪伴患者面臨死亡的人來說，除了有意識的愧疚與失敗感之外，還會有對生命早期所愛之人抱有恨意的無意識衝動之「原始的幻想」（primitive phantasies），這可能會導致認為自己對死亡要負責的感受。從這個角度來分析，我在泰勒太太病床旁所感受到的驚恐，可能正好反應我覺得如果她死了，一切都是我的責任的深層幻想。

　　泰勒太太飽受孤獨的折磨，在經過我們共同擁有過某些親密

的時刻之後，我感覺她慢慢能以較不具迫害性、更哀傷且更認命的態度來體驗孤獨。Gabriele Pasquali（1993）將歷經過真正的親密之後所遭遇的孤獨形容為「感覺無藥可救的孤獨」。隨著泰勒太太病情惡化，她缺乏內在資源來應對的恐懼也隨之加深，而且沒有人能照顧到這一塊。泰勒太太具體的體驗到這類恐懼，如同她感覺難以呼吸到生命之息一樣。當我在移情作用中接納了她的憤怒時，即使泰勒太太沒辦法有意識地接納我的詮釋，她卻再次與內外在健全愉快的人物有了接觸，並且感到被擁抱。泰勒太太以最出乎人意料的方式突然提起精神，展現了幽默感與生命力，正是因為我在她恐懼的時刻能夠考慮並承受她的憤怒與機智。

嚴重創傷的長期影響

✠ 克羅先生：集中營的倖存者 ✠

克羅先生現年 72 歲，由他的家庭醫師轉介給我。那位醫師寫道克羅先生長期焦慮並患有恐慌症，與二戰期間在集中營裡的過往經驗有關。最近他捲入了住家附近的紛爭中，使他變得極度害怕。一開始我帶著不安邀請他前來做初始評估，以便安排適當的治療，因為我從沒預料到自己會被要求與集中營倖存者一起工作。在我天真的想法中，當然是一股帶著防衛性的無知天真，我想當然爾地認為所有倖存者不是太老就是已經過世了。

第三章　長期個人治療

✠ 開始談論創傷的困難 ✠

與克羅先生的初期治療，幫助了他克服談論在集中營裡經驗的深層困難。本治療也是點出許多高齡者在戰時經驗所受的創傷，以及提供關於無論何種創傷，如何持續影響到老年的理解。

克羅先生準時抵達諮商室，他是一個溫文爾雅的男人，溫和的笑著並有典型歐陸式魅力。他說話時有些微腔調，但是非常流利而且用詞上幾乎毫不遲疑。我特別注意到他的穿著，因為他非常用心選擇了許多明亮的顏色，他穿著一件漂亮的格子襯衫，配上一條相稱的領帶。克羅先生花很長時間談論關於他最近搬入公寓的問題，他住在那裡並不開心。大部分的壓力來自於公寓旁的住戶停車場，停車場旁邊有一個購物中心，所以停車場常被非住戶佔用，多數是來購物的年輕人，這些人在夜裡停車時很吵鬧讓克羅先生感到很困擾。他曾經到停車場去對那些人表示過不滿，但是卻被以言語暴力及威脅回應，因此克羅先生受到很大的驚嚇，雖然他已經向管理單位反應過，請求派人管理停車場，但是克羅先生悲觀的認為應該不會有什麼作用，他很後悔搬進那棟公寓，住在那裡讓他感到愈來愈受煎熬，他決定嘗試再次搬家，但是這個念頭也讓他感到很憂慮。

克羅先生帶著些許不情願的提到自己其他部分的生活，他把

自己的人生形容成孤獨又不愉快，從來沒有辦法跟任何人聊到集中營的事情，也懷疑自己現在是否說得出口。但是我感覺克羅先生覺察到自己目前在新家受到的折磨，與過去在集中營受過的苦難其實有些關聯。我認為他現在非常需要在死前說出集中營的事情，這會是一個很長也很困難的工作，因此我非常樂意提供他無限期治療，而且我可以感覺到他已經準備好了，因此沒有必要在數次面談之後進行評估。克羅先生接受我提出一週一次面談的提議，我想他覺得安心卻又感到害怕，其實我也一樣。

接下來的三週，克羅先生告訴我關於他戰前與戰後的生活，不過很少提到集中營的事情。我知道他生在一個很貧窮的家庭，有一個姊姊，也是他現存唯一的親人，還有兩個已經去世的哥哥。五歲時，克羅先生的父親在一家鑄造廠工作，整天面向熔爐、背向冷空氣，因此死於肺炎。克羅先生幾乎不記得父親，只記得當父親病重的時候，有人告訴他等父親病好了，他就有一頓好打了。克羅先生形容自己的母親冷酷且嚴厲，他記得母親曾要他坐到她的膝頭上，但是克羅先生卻怕得逃走了，多年之後，母親才告訴他自己在少女時期曾經遭到強暴。雖然克羅先生說他經常蹺課，但是他僅有的一些快樂回憶似乎都跟學校有關。在大戰爆發前沒多久，克羅先生開始當學徒，然後因為拒絕加入德軍，而被送進了奧斯威辛（Auschwitz）集中營，過了兩年半之後才被釋放。

克羅先生之後終於抵達了英國，並一直住到現在。他從來沒有固定的交往關係，他有過一個兒子，但是兒子的母親後來與別的男人結了婚，並把兒子帶到國外居住，克羅先生之後再也沒見

過兒子。他還有另一個女兒，來自於一段短暫的關係，這個女兒由母親與繼父養大，之後當女兒與克羅先生取得聯繫時，克羅先生發現原來女兒曾受到繼父的虐待。女兒很想與克羅先生恢復聯絡、重建父女關係，但是克羅先生卻提不起勇氣去見她。在克羅先生四十多歲時，他崩潰了並砍傷自己的腰，當醫生幫他縫合傷口時，告訴他縫合會很痛，克羅先生回答醫生說自己已經不會痛了。直到最近，克羅先生開始與一個小他 11 歲的寡婦走得很近，他們是在一個治療團體上認識的，但克羅先生最終離開了那個團體，因為他沒辦法公開談論自己的過去。他花很多時間與這個女士相處，還幫她布置她的別墅，她的女兒搬出去之後，克羅先生有時也會住在她家裡。

　　克羅先生僅陳述了一個關於集中營的經驗。他說自己下定決心要活下去，因此用盡全部心力在找食物，因為他知道僅靠配給食物，自己很快就會衰弱下去。克羅先生說，他曾經跑進一輛載運熱食的卡車裡，抓住一包馬鈴薯然後塞進襯衫底下，他完全沒留意到馬鈴薯是燙的，也一直沒有鬆手，直到馬鈴薯燙傷了他的皮膚。

　　克羅先生依舊不太願意談論更多關於集中營的事情，他比較願意聊聊童年時光，或是思考早年生活經驗與現在所面對困難如何連結。在第一階段的面談中，有一個反覆出現的主題，顯示克羅先生害怕我或是他自己無法承受沉浸在集中營的過往之中。例如在第三次面談時，克羅先生說自己在戰爭結束之後感覺自己完全被撇下，非常孤立，他在集中營裡是靠著希望才活下去的，希望有一天會被釋放並可以重回波蘭，但是波蘭已經被共產黨佔據

了。在我察覺到他因為無法回到祖國而感受到苦楚與悲傷的同時，我開始和他討論對這個治療的希望或目標，我告訴他這是說出一切的機會，以及他害怕我會無法承受他過往的痛苦而讓他失望（他的害怕當然是其來有自的，因為他對集中營的片段簡短敘述，就足夠讓我們都覺得很沉痛了）。當我做完這段詮釋之後，克羅先生想起了另一個集中營的片段，他當時想撿起一個掉在地上的烤馬鈴薯，他試了三次，卻三次都被捉到而且遭到毒打。最後守衛把馬鈴薯在腳下踩個稀爛，克羅先生說他學會了被打不能放聲大叫，因為叫出聲的人往往被打得更慘。

　　四週之後克羅先生開始慢慢告訴我更多集中營的事情。當他住的那個省分被德軍佔領的時候，克羅先生年僅 20 歲，年輕男子都被強制徵召入德軍，克羅先生的母親不要他去為德軍打仗，因此他不願從命。於是蓋世太保在清晨四點來到他家，克羅先生記得母親對德軍哭求著，希望他們帶她走來代替自己。在警察局待了兩天之後，克羅先生被送進了奧斯威辛集中營，做為懲戒違抗徵召令殺雞儆猴的榜樣。集中營裡的設備非常簡陋，冬夏天都在一個露天的幫浦旁盥洗。克羅先生沿著搭板推手推車，並說當手推車空了的時候就要用跑的。戰俘們被塞進小小的營房裡，由一個德國軍官負責看管。抵達集中營時，每個人都按例被毒打一頓，克羅先生哼都沒有哼一聲，他認為就是因為不吭聲，德軍比較少揍他，當他偷拿食物時，德軍也沒有往上報告。克羅先生又再次告訴我他鑽進裝滿了熱騰騰馬鈴薯的大卡車，並把馬鈴薯塞進襯衫，很顯然的，像火燙的馬鈴薯一樣，他的求生意志也無法被澆熄。

第三章 長期個人治療

16 個月之後，克羅先生「幸運地」被分配到車庫，做車輛噴漆的工作。這是一個逃跑的好機會，但是他並沒有這麼做，因為他知道自己如果逃跑了，就會有其他 25 個戰俘被抓來當「人質」，然後被殺害，他也害怕逃跑會連累家人。但是他也自問：「逃了又要躲到哪裡去？」當有其他人逃跑時，戰俘們會站得直挺挺地接受拷問，克羅先生會直直看著德國守衛的眼睛，因為他認為也許這樣他們就會覺得自己是個強悍的好工人，就不會拿他當人質。只要有人逃跑，他們就會被罰整夜站著，而那些被抓到的逃犯，屍體會被公開展示，克羅先生與其他戰俘被強迫列隊過去看那些逃犯屍體，他們隨著其他戰俘演奏的行軍音樂走著。之後，集中營擴建成像療養院一樣，有漂亮的樓房還有整排的行道樹，克羅先生看到猶太人抵達集中營，婦女與小孩被送進澡堂。火化爐燒不完這麼多屍體，所以他們被埋進了集體大墓穴。

接下來的面談因為我生病必須取消，我覺得自己好像得了流行性感冒。我最關心的是克羅先生，因為他才剛剛開始談論集中營的事情，我覺得我的消失會讓他感覺自己最深層的恐懼再次成真。我很少身體不舒服，這次也是我開始醫院工作九個月以來，第一次因為身體不適而必須取消面談。我打電話給克羅先生告訴他我身體很不舒服，但是希望在下一次的面談可以見到他，隔一週之後我康復了也見到了克羅先生。當他開始告訴我更多集中營的過往時，我感到相當震驚且非常難過，不過直到一段時間之後，我才明白我的病與集中營給我的感覺之間的連結關係。

當我們下一週再見面時，克羅先生從上次留下的話尾繼續說起。之後他向我承認，他覺得自己無法向我完全表達集中營生活

67

的樣貌，他怕我會覺得都是他編造的，或是我會把發生在他身上的事情當作是關於集中營的書或是電影之類。當克羅先生終於理解到，在集中營裡大部分的時間自己都感到很虛浮超然，並把所有事情當作假的、沒有發生，而他自己也不在其中，是相當關鍵的一刻。這些恐怖經驗的真實性，以及對我們其中一人會因為痛苦而崩潰或不為所動的恐懼，都成為我們後續療程中需要一再反覆解決的問題。

◎ 評述

我收錄我與克羅先生面談的部分內容，基於患者對帶著尚未處理且依舊折磨人的創傷死去的恐懼，說明創傷在治療中如何終究要被提出來討論。這段治療顯示了嘗試處理某些終究無法被遺忘的創傷時可能遇到的問題，特別在剛開始與克羅先生工作時，我大量向督導尋求意見，也做了許多次自我分析，因為我感覺這份工作令我感到相當煩惱。當我的督導第一次聽到我跟克羅先生的面談內容時，她提醒我必須記錄克羅先生的故事，她不是指字面意義的錄音，而是她直覺地認為必須賦予這些故事真實性，克羅先生必須將故事說出來。當我們逐漸將克羅先生所說的內容拼湊在一起之後，我們立刻發現督導的反應告訴我們：克羅先生的故事必須被聆聽與被思考是非常重要的。在一開始的八週，克羅先生無法開口談論集中營，我想幫助他終於開始說出來的原因，只是因為我準備好慢慢等待他，並設身處地考慮他對於談論集中營的擔憂。就是這樣，透過我將恐慌與退縮情緒反移情之後，我才能夠理解他的擔憂。

第三章　長期個人治療

在克羅先生開始談論集中營之後，我突然生病，病到必須取消面談，正反應了我在聆聽以及在心中處理這些情緒的困難。不同於與泰勒太太是有計畫的更動面談時間，因為我的病來得太突然，所以我必須向克羅先生說明原因。雖然缺席一週似乎並不妨礙與克羅先生之後的面談狀況，但我必須留意並向他明白指出，他覺得自己已經傷害到我，並且可能再次傷害我的幻想，特別是接近假期來臨，克羅先生好像覺得自己已經讓我累壞了似的。我短暫缺席可能可以證明，我願意讓他的創傷對我做出影響；即使這可能代表著包容的暫時崩解，但是我能夠自我恢復並且會回到我的崗位上。過了許多個月之後，剛過完聖誕節假期，當我們談到他對假期的反應時，克羅先生真情的對我說：「經過這麼多事情，你仍然願意與我見面。」在與克羅先生工作的整個過程中，我一直擔心自己會被巨大的悲哀所淹沒，或者是從痛苦中超脫或抽身出來。

克羅先生難以談論集中營生活的另一表徵，以他所反覆陳述在集中營裡被守衛毒打也絕不叫喊的故事裡呈現出來，因為愈叫他們會打得愈凶。我現在看得出來他所說的是一種負面移情作用，在其中他害怕如果自己表達了傷痛或是痛苦，我就會變得像守衛一樣殘忍無情。克羅先生是我當時傍晚的最後一個患者，有一次我是最後離開大樓的人，並要負責鎖上門窗，我上車之後匆忙的加速駛離，因為我怕我把克羅先生鎖在大樓裡了，當然我並沒有。這段經驗讓我終於瞭解到，與殘酷監禁生活有關的移情與反移情作用，擁有多麼強大的力量。

戰爭創傷帶來的影響，現在被歸類為創傷後壓力症候群

（post-traumatic stress disorders, PTSD），有大量的研究證明關於戰爭的創傷後壓力失調所帶來相當長期的影響，經常會隨著老化（更多例證，參見 Robbins, 1994）而情況惡化。一項關於二次大戰期間戰俘的研究發現，即使過了 40 年之後，仍有大約三分之一的人還是深受 PTSD 症狀的困擾（Speed et al., 1989，摘自 Robbins）。Caroline Garland 曾針對受各式外在創傷而為 PTSD 所苦的患者做過精神分析研究，她發現創傷帶來的長期影響在每個患者身上都不同，因為創傷與「任何倖存者的過往生活中遭創傷與被摧毀部分」都有所連結（Garland, 1991, p. 508）。說得更清楚一些，由於創傷對任何人的人生與處理焦慮感的能力都是最具毀滅性的衝擊，也可能再次激發早期母子包容關係中的問題，包括這類關係中較為常見的問題以及無可避免的缺陷。因此創傷會對個人之後處理焦慮感的能力造成傷害，包括抽象性思考以及區分幻想與現實的能力。其結果是創傷的存在變得理所當然，與包容中原有的困難感覺起來是一樣的。我認為克羅先生對於燙傷皮膚的熱馬鈴薯記憶，可能就是這個理所當然存在的表現：這段記憶表達出克羅先生將馬鈴薯這個過去曾餵飽他的東西，認知成會危及生命的東西了。換句話說，集中營的創傷甦醒了，並與生命早期中且可能是常見的母親照護缺席產生了認同。撇開克羅先生關於母親少女時期曾遭強暴以及對他非常冷淡的陳述，我們卻不清楚克羅先生與母親的早期關係中是否有特殊的困難存在。她熬過了強暴的陰影，就像克羅先生度過了集中營的痛苦歲月。

　　我與克羅先生的治療過程，目的在讓他能說出關於集中營的

故事,並幫助他處理那些無法思考且無法承受的情緒。工作內容
與 Garland(1991)提出治療 PTSD 患者的精神分析式心理治療
相似,也就是說讓克羅先生持續地說自己的故事;幫助他區別真
正承受過的殘酷現實,以及現實在他心中所激發出的殘酷與毀滅
內在幻想,在反移情作用中我也一直對這些情緒保持警覺,同
時處理他所感到的愧疚,因為有這麼多人都犧牲了,克羅先生卻
活了下來;以及他對於發生在自己身上的事情所感到有理由的憤
怒。這也代表著觸及因集中營創傷而重新被喚起的早期問題,並
不斷重複承認他認為自己永遠無法克服過去的感覺。我希望能幫
助克羅先生從那些持續毒害他的記憶中解放出來,不再讓他感覺
到自己受了很大的委屈,而是對自己生命中已造成的傷害感到悲
傷。我也希望他能夠學會享受僅存生命中的所有可能,即便我們
能夠達到的成果,可能比我們內心所冀望的少很多。

　　與克羅先生的療程在四年之後才結束。整個療程接近尾聲
時,克羅先生心情愉悅的跟我說,現在是他人生中「最棒的一段
時間」,這讓我感到非常驚喜。

一些關於性虐待治療與創傷的意見

　　隨著在年輕人之間揭發性虐待的情形愈來愈普遍,有更多高
齡者將早期受性虐待的經驗帶到治療中。我與曾遭受性虐待的
高齡者工作時,有兩種非常對比的狀況;一種情況是與 Caroline
Garland 所提到創傷後精神分析式心理治療的模式在許多面向上
非常相似,在我與克羅先生工作時讓我獲益良多。舉例來說,這

個方法需要長期工作，有時候需要延長到一年或是一年以上，以便仔細討論性虐待的詳細狀況、最痛苦的感受與內心掙扎，才能解開隨之出現的多種創傷，這些創傷多多少少與虐待發生之前或發生之後的各種問題有所糾纏，並哀悼創傷對當事人人生造成的傷害。

另一種與性虐待創傷患者工作的狀況，是他們需要簡短療程，因為長期治療可能會增強迫害性的反芻與患者心中的怨氣。例如我有一個女性高齡患者，在老年突然不斷想起年輕時曾遭性虐待的事情，加害者早就已經過世，但是她仍飽受怨恨、愧疚與憤怒等情緒所折磨。不過，兩週一次的治療只持續了四次就結束了。在這個治療中，最重要的是幫助患者看到這種情緒反芻只會持續殘害她的內心而已。換句話說，她讓一個虐待者的角色內在化，這個角色不斷責怪她、激發她的怨氣，讓她想要報復。不過她很快就能夠逃脫愧疚帶來的負擔，並且不再那麼痛苦。在第四次面談時她說：「看看我們織起的這片交纏不清的大網。」我認為當她能夠看清怨恨與控訴的大網之後，也就能夠不那麼受這個網狀的壞人角色所控制，她也能夠重新感到自由，並對剩下的人生重獲希望。雖然我願意與她持續治療，但是在第五次面談之前，她打了電話給我，說她不想與我再見面，也不想再討論性虐待的事情了。我認為這是那次治療的最佳結論。

小結

長期治療工作的案例研究，顯示了高齡者與依賴感周旋奮鬥

的問題，以及在離世前想說出過去所受創傷的需要。泰勒太太是一個曾經非常堅強傑出的女性，在生命末期陷入了絕望與依賴的狀態，因而終於崩潰了。在與泰勒太太初期互動過程中，她對依賴感的恐懼可以見於反移情作用過程中，也就是當她與絕望奮戰時，周圍的他人有將之嬰孩化或是將依賴感投射到她身上的傾向，或甚至擔心自己會被她控制或操弄。有一陣子，我在移情作用過程中也一度感到很難承受泰勒太太的憤怒，或者難以看清她的憤怒，其實這可能是在面對被丟棄與自身變得支離破碎的恐懼時，藉以試著維持自我的方法。在治療過程中，與因中斷或假期所引發的情緒共同工作，具有非常寶貴的價值，因為中斷療程會引發失落與被拋棄的情緒，以及對死亡的恐懼，而如果患者同時面臨了對依賴的害怕，那麼這種恐懼會變得更加惱人。當泰勒太太的情緒，特別是她的恐懼與憤怒得以轉化為語言時，她終於感到安全並且與內在和外在的人物產生強烈的連結。在泰勒太太去世前不久所進行的病床前治療，讓我得以持續幫助她面對死亡的恐懼，當然也表示我需要想辦法化解自身的恐懼及愧疚情緒。

　　年老可能帶來想說出生命早期所受創傷的迫切需求。克羅先生早先因為被關入集中營而深受其苦，但是卻從來沒能夠談論這段往事。他最擔心的是沒有人願意相信自己傷痛的過往，也沒有人能夠承受，或者讓自己感到比較輕鬆。這項治療中最需要的是體認到自我的脆弱，嘗試去承受那些可能承受不住的事實，並維持治療過程中在受患者情緒影響，且有可能失去治療師本身的治療穩定性，但卻有能力自我恢復並回到治療工作上之間的張力。本治療中的要旨就是讓故事被說出來，不斷的重複，並照著患者

本身的步調說出來，治療師必須隨時警覺在外在世界中令人感到痛苦的經驗與災難，會在內在世界激起什麼樣的情緒，特別要透過仔細監控可能難以承認或接受的反移情情緒，同時理解到生命早期所歷經過的困難如何與創傷產生連結也是相當重要的。嘗試處理創傷會喚起生命早期已經建立的情緒包容內在資源，特別是在母嬰關係中所建立的資源。但是，極度創傷一般來說對情緒容量負擔過大，且在消融創傷時所歷經的困難，可能圍繞著與母親有關的早期人際關係問題，甚至是常見的母親照護缺席的問題。

通常來說，要解開創傷所造成的傷害心結，必須採用長期治療，不過某些狀況之下，特別是在高齡者於治療中提出早期性虐待經驗的狀況之下，簡短介入應該是較適當的方法，如此較能夠幫助高齡者減緩內心折磨與虐待過程，這些折磨則可能會與對虐待的反芻產生連結。

第四章

與一位失語高齡男性間的治療

引言

Valerie Sinason 寫過一篇關於與一位名叫莫琳的重度殘障且失語的女子長期心理治療的文章（Sinason, 1992）。那是一篇非常傑出的研究，讓我有動力接下本章所陳述的治療工作。Sinason 形容自己與莫琳的治療是「在無語中尋找意義」。Sinason 解釋道：「正是因為每一個手勢背後所含意義的負擔，讓我們無法承受」（1992, p. 223）。她讓我們注意到與失語病患進行治療時的一種特定工作方法、一些符號性的遊戲或是其他溝通方式：「這代表必須帶著反移情作用情感，並從病患的反應中檢視它們。這些直覺的反應很明顯的會隨著訓練、（個人）分析與監督而更加精煉與深化」（p. 251）。Sinason 進一步描述自己與一位因失智症幾乎失語的 56 歲男性間的治療，強調這些治療技巧與敏感度的重要性。

如同之前所提過的，反移情作用是指治療師因為對來自病患的情緒採完全開放態度，而被激起的各種情緒。病患將難以承受

的情緒投射到治療師身上，希望這些情緒可以獲得理解，最後變得可以承受：也就是 Bion 所形容來自於母嬰關係中的包容過程（參見第一章）。上述這個機制是一種投射性自我認同，因為投射過程中的接受者，此時就是治療師本身，可能會認同這個投射，並將病患情緒當作自己的情緒；治療師也可能會承認投射性自我認同中的無意識幻想，但卻不認同其中的情緒。

無論如何，病患通常對治療師的心理狀態極度的敏感，因此得以操弄治療師的情緒，例如治療師希望能當病患的好媽媽的情緒，或是治療師的施虐癖好（Brenman Pick, 1985; Young, 1995）。治療師必須對病患的情緒採接受態度，且能夠仔細思考並排除對病患的個人反應與移情作用，並與病患正在操弄的情緒做出區別，這些情緒也能夠為無意識的溝通提供許多的線索。Sinason 的說明顯示，如此運用反移情作用能夠幫助重度殘障患者感覺到被認識與理解。舉例來說，Sinason 可以從患者敲頭的動作中分辨出數種不同的情緒表達。我嘗試跟著 Sinason 的引導，藉著思考以及談論病患對我產生的影響，希望瞭解並與一位高齡失語男性進行溝通。

米契爾先生是一位來自長期照護中心的病患，因為米契爾先生的「行為問題」，而由病房的顧問醫師轉介給我。我與病房護理長和其他醫護人員見面，討論這個轉診病人的狀況。他們告訴我米契爾先生是一個中風過兩次的 80 歲老人，在幾年前米契爾先生第一次中風之後，他康復了並回到家裡居住，由一位鄰居也是家族朋友照顧。米契爾先生的太太在他中風多年前就過世了。當米契爾先生第二次中風之後，他便失去了說話能力，右半邊身

體也癱瘓了。米契爾先生無法再住在家裡，因此在轉診到我這裡之前的幾個月中，都住在醫院裡。米契爾先生有兩個兒子，但只有一個兒子會去探望他。兩個兒子之間似乎有些不愉快，而不來探望的兒子與米契爾先生之間似乎也有過不愉快。每週都來探望的那個兒子，有時候會帶他的兩個孩子一起來，米契爾先生顯然很開心見到兩個孫子們。那個照顧過米契爾先生的鄰居或者女性朋友，也偶爾會來探望米契爾先生，她告訴醫護人員說米契爾先生對她非常好，米契爾先生以前是一個手藝極佳的磚瓦工。這些就是醫護人員們所知關於米契爾先生的事情。

　　米契爾先生除了大聲呼喊發怒之外，沒有說話的能力。但是他的身體狀況依舊十分強健，在醫護人員照料他時，他偶爾會出手毆打他們。米契爾先生有時候會從早到晚大吼，病房裡其他病患便會吼回去，引起很大的騷動。對於米契爾先生到底懂不懂別人對他說的話，醫護人員抱持不同的意見，有時候米契爾先生看起來懂了，有時候則否。醫護人員告訴我，米契爾先生有時候回答「對」，但大家都感覺他其實心中想的是「不對」，有時候他說「不對」但其實指的是「對」，因此眾人認為米契爾先生言不及義，醫護人員希望我幫忙改善米契爾先生大呼小叫跟毆打他人的狀況。一個年輕女護士是米契爾先生的主要照護者，對米契爾先生特別感到頭痛。她對於自己抗拒照顧米契爾先生的情緒感到愧疚，因為米契爾先生有時會非常暴力而且難以應付，她說自己完全不期待見到米契爾先生，她也注意到自己會把米契爾先生留到巡房的最後一位。

　　我決定與米契爾先生和他的主要照護者一起進行治療。因此

我安排了一次兩人共同的面談，但是女護士沒辦法參加，所以米契爾先生與上面提到的護理長一起參加面談。我準備了一些彩色的簽字筆和紙，以便米契爾先生想要畫圖或是做些記號來跟我溝通。護士把他帶進了我的諮商室，米契爾先生是一個高大健壯的男人，輪椅在他身後顯得很小，米契爾先生幾乎快禿頭而且沒有牙齒，所以讓他的表情有時候看起來像個小嬰兒。他的輪廓非常深，讓我想起過去的古羅馬人。我拉了一張椅子坐到他身邊，對他說我想多瞭解他一點，並問他什麼時候出生的，米契爾先生轉過臉去看護理長，笑了然後開始不停啜泣，整個面談時間幾乎都在哭。我受到非常大的震驚。

之後幾個月我與米契爾先生的主要照護者單獨進行治療，因為我實在不想再見到米契爾先生，我當時覺得因為溝通上的困難，能達到的效果實在有限，不過最主要還是因為米契爾先生的痛苦給我帶來了太大的震撼。在我與主要照護者的面談過程中，我開始擔心米契爾先生有受到其他照護者虐待的可能，詳細內容請參考第八章。過了幾個月之後，我再度見到了米契爾先生，那是一個由我領頭、關於米契爾先生所屬病房病患與醫護人員的集會場合，米契爾先生也出席了（關於其他病房的類似集會，請參考第六章內容）。偶爾米契爾先生會從頭大聲咒罵到結束，所以我親身體驗了醫護人員所抱怨過的內容。

在我第一次與米契爾先生見面的 15 個月之後，醫護人員再度要求我幫忙，那時我已經覺得更能勝任挑戰，因此提出在傍晚時段進行一週一次、一次半小時的療程。接下來的八個月中，我與米契爾先生進行了共計 29 次的面談，直到米契爾先生過世。

現在就容我陳述當時的治療狀況。

米契爾先生：喪失語言

✠ 取得某程度的掌握 ✠

> 儘管米契爾先生不能說話，我仍試著在他的行為中找尋
> 意義，並串連我對自身反移情作用的思考。我在這段療
> 程中，因為認知到自己內在被激發出了某些情緒，而感
> 到極度不舒服，特別是怨恨與殘忍的情緒。

我養成了習慣到米契爾先生的病房去接他到我的諮商室。當
我第一次去接他時，我告訴他我是誰、我們要去哪裡以及為什麼
要去，我也告訴他醫護人員很關心他的沮喪狀況，我們希望跟我
面談可以對他有所幫助。我的諮商室離他的病房不遠，我會把米
契爾先生推到我座位的旁邊，並維持一個角度，我沒有按下輪椅
煞車，所以如果米契爾先生想要移動，他可以自行移動輪椅。

第一次面談中，還沒開始多久米契爾先生就用他沒有癱瘓的
那隻手臂，把輪椅推離我，一直退到牆角，並且開始憤怒的大
吼。他的聲音很大而且尖銳，讓我感到很害怕，有幾次他不小心
按下了輪椅左輪煞車，然後又想推動輪椅，但是輪椅當然不為所
動。有些時候米契爾先生會呻吟幾聲，只有少數時間他會保持沉

默。

我本來擔心自己會像米契爾先生一樣說不出話來，後來我發現自己有些想法，而且能夠說出來與米契爾先生分享，讓我安心了一點。我跟他說我知道他覺得受困而且絕望，對自己的憤怒感到恐懼，把時間耗費在悔恨中。我也好奇米契爾先生是否覺得自己對自己的人生按下了煞車，好像自己要對中風負責一樣。我說完之後，米契爾先生偶爾會盯著我看，好像在問我剛剛說了什麼，我不確定他到底懂不懂我說的話。

我把這次訪談與我的督導討論，她幫助我考慮到米契爾先生可能對我感到害怕，也對我要做什麼感到害怕，因為在她看來，米契爾先生是出於害怕而退到牆角的。她提出一個想法，認為米契爾先生可能覺得中風像鉗子或是一件約束衣一樣，而自己被囚禁在一個遍體鱗傷的身體裡，但是米契爾先生同時也在讓我知道，他的內在有東西是可以像操控輪椅一樣自我控制的。我的督導鼓勵我多向米契爾先生解釋治療的目的，提醒他面談所需時間長度，而且結束之後我會帶他回病房。她也建議我多留心米契爾先生發出的訊號，表達他認為我所說是對是錯的訊息。

第三次面談前我到病房去接米契爾先生，他看起來似乎很開心。在我的諮商室裡，米契爾先生這次在我旁邊待了比較長的時間，才又退到牆角去。但是他突然開始不斷哭號不休，像是為丟失或損壞玩具而哭泣的孩子。除了哭號他又開始了大吼。在他的哭聲裡，有時候聽起來好像在大叫「喂！看我啊！」來吸引我的注意，但是當我不知道他要表達什麼的時候，米契爾先生看起來相當沮喪。無論如何，整個面談過程中大約有兩到三次，米契爾

先生看起來像是同意我所說的話，有短暫的那麼一刻，感覺像是我們之間產生了正常的交流對話。例如當我告訴他，他大概覺得受夠了的時候，我發現自己也覺得我受夠了，米契爾先生看起來對我說的有點感興趣，好像說了一聲「對」。

　　與我的督導談論這次面談，幫助我對米契爾先生所感到無可解的悲痛有更多瞭解：一切都糟糕透頂，沒有任何方法能讓狀況好轉。米契爾先生雖然期待著從絕望中解放出來，但是他可能也害怕死亡會隨著再次中風而來。

　　第四次面談前我再次到病房接米契爾先生，有人告訴我米契爾先生的兒子今天應該要來，但是卻沒有出現。一進到我的諮商室裡，米契爾先生就把輪椅推到牆角，整個面談過程中都沒有再回到我旁邊，而我在過程中只感覺到一兩次與米契爾先生有所交流。愈接近面談結束時間，米契爾先生顯得愈生氣。當我們回到病房時，兒子仍然沒有出現。我請護理人員幫我留話給他兒子，請他與我聯絡，因為我認為多瞭解米契爾先生過去的人生，對治療應該會有所幫助。米契爾先生新的主要照護者告訴我，她聽說米契爾先生的妻子臨終前完全失能，於是當時米契爾先生睡在她的病床旁照顧過她。米契爾先生的這個兒子始終沒有聯絡我，也愈來愈少來探視父親。

　　當我在第五次面談去接米契爾先生時，他開始像是在抱怨一樣的呻吟，一進到我的諮商室裡他大聲叫了好幾聲，我很擔心聽到聲音的人會覺得不知道我在對他做什麼事。我也注意到當我在跟他說話時，他常常會對我大吼，我突然覺得這是他在對我生氣，因為自己有殘疾而不能讓我聽懂他的話。無論他怎麼大吼大

叫，我都不知道他想說什麼，過了一會兒之後，米契爾先生把輪椅推到了牆角。他一度試著要推回來，但是沒辦法，因為他把其中一邊的輪子按下剎車了。當時我感到很害怕，同時我也意識到要和他保持距離。我跟他談論他的痛苦，結果米契爾先生生起氣來了，我想他覺得我用可憐他來污辱他。之後我發現自己在想像米契爾先生葬禮的狀況，所以我說我認為他想死，米契爾先生轉向我並非常清楚的吼說「不！」我回應道也許我還沒有完全理解他所處的困境：他想死但是害怕死亡，而當他想繼續活下去時，又害怕活在這種狀況之下，米契爾先生又生氣的大吼大叫，我說他可能怕自己讓我生氣，而我會進行報復，用其他手段傷害他。

隨著這次面談時間流逝，米契爾先生的分貝也逐漸降低，我想對他來說，現在一定感覺自己像他病倒的妻子一樣悽慘。我想起米契爾先生那個上週應該來訪卻沒有出現的兒子，還有另一個從來沒探視過父親的兒子，我說他在每次面談結束時，可能都覺得我拋棄了他，就像他愛的人們拋棄了他一樣。當我推著米契爾先生的輪椅回病房時，我驚訝的醒悟到自己很生氣而且對米契爾先生非常殘忍。

第六次面談時，我看到米契爾先生穿著睡衣躺在病床上。他的病床是在一個長走道型 20 人病房的其中一張，病房的兩側都擺滿了病床。一個醫護人員告訴我說米契爾先生很睏，但是卻「掙扎著」不想上床。我拉了一張椅子坐到病床邊，並拉起周圍窗簾好保有一點隱私，米契爾先生閉著眼躺著。他的眼睛時不時會睜開，偶爾看我一眼，我不知道他想要我走還是留，因為對每個問題他都回答「不」。我決定留下來。

第四章　與一位失語高齡男性間的治療

　　坐在他的病床邊，是一個極度難以忍受的經驗，我注意到許多侵犯他隱私權的事物：電視、收音機、照護人員對彼此大吼、家屬與醫護人員對話且走來走去，病床之間距離近到強迫我去想起，剛才我隔著窗簾被要去照顧鄰近病床病患的醫療人員撞了一肘子，完全沒有隱私可言。米契爾先生靜靜的躺著，但對我大吼了一次，讓我嚇了一大跳。我開始認為米契爾先生的大吼是在傳達他現在的處境，日日夜夜處在一個充滿侵略性事物的環境。

　　當米契爾先生不說話時，我覺得自己像坐在一個臨終之人的床邊，我想他可能害怕自己一睡不起，因此害怕睡覺，但是在病房裡我不敢說出這個想法。

　　第八次面談正是我放暑假前三週，米契爾先生的襯衫上有食物的污漬，而且他沒有刮鬍子，這次他的大吼特別尖銳且令人膽戰心驚，我心想這是不是就是米契爾先生在中風時的感覺。我告知了米契爾先生我的暑假計畫，包括離暑假還有幾個禮拜、我會去多久還有我什麼時候會回來等等，米契爾先生將自己的輪椅推離開了我。他安安靜靜的坐在牆角，盯著無目的的遠方看，似乎在思考著什麼或回憶起了什麼，然後他再次開始大聲叫喊。我告訴他我認為當我表現出我理解他所受的痛苦時，他似乎心中也因此有了一些想法，但是這個想法也帶來了更多痛苦：當腦中想法自由馳騁時，有短暫的一瞬間他身在別處、不在當下，不過很快又會回到現實，回到自己身在醫院裡的悲慘事實。

　　這一次面談快結束時，米契爾先生腳上的一隻拖鞋掉落下來，我問他要不要我幫他穿回去，我覺得他說了好，所以我幫他穿上了拖鞋，而當我推著輪椅送米契爾先生回病房時，他伸出手

來給我，我握了他的手，感覺非常感動。我們進到病房裡時，一位由人力公司介紹臨時的替代護士大呼小叫的問米契爾先生：「你要不要睡覺啊？」然後又問：「你有沒有尿尿？」把米契爾先生獨自留在那裡，讓我覺得很不舒坦。

當我第九次面談前進到病房裡時，一個資深護士用非常同情的語調跟我說，米契爾先生感冒了，他的心情很不好。米契爾先生穿著一件很好看的開襟毛衣，還有一件乾淨的襯衫，因此我注意到了他的穿著。在我的諮商室裡，第一次米契爾先生沒有把輪椅推離開我，而一直留在我身旁的位置。他非常安靜，而且看起來有點昏昏欲睡，但是始終保持雙眼張開。米契爾先生時不時會發出一些微弱的聲音，好像在告訴我他還醒著，沒有睡著，有些時刻我覺得他看起來像是在沉思著什麼，坐在他身旁我感到相當平靜。我大聲問他是否覺得悲傷，他好像說了一聲「什麼？」所以我又重複一次我的問題，米契爾先生看起來好像同意了。突然他哭了起來，看起來像是苦惱的哭了，對米契爾先生來說，想到並憶起然後發現自己現在身在何處是令人痛苦的，而想起他已經失去的事物也令人傷心，想起會因為我要去度假而失去我，也讓他感到難過，米契爾先生看起來又再次同意我說的。面談愈接近結束時間，米契爾先生變得愈來愈吵鬧，我開始說他因為面談要結束了，所以感到很沮喪，而且暑假也快到了。我們回病房的路上，米契爾先生又再次安靜了下來。

◎ 評述

當我剛開始與米契爾先生工作時，我很驚訝的發現自己居然

能對這個脆弱的老人這麼冷酷，就像我也很難理解為什麼他會對我感到害怕。當我做出我認為他想死的詮釋時，我立刻陷入了與米契爾先生相互殘酷對待的漩渦裡，而且這個詮釋也惹怒了他。當然這個詮釋裡有幾分事實，但是它也傳達了我跟米契爾先生相處時所感到的怨恨感，以及我希望他死的想法。這次經驗是堂很有幫助的一課，讓我理解到照顧像米契爾先生這類患者的醫護人員所感受到的恨意，可能會令他們感到很苦惱。米契爾先生偶爾出現外表凌亂、衣服上有食物污漬的狀況，毫無疑問的反應了他對旁人採取攻擊態度，阻礙醫護人員幫他清潔，也是病房醫護人員短缺問題的一個徵兆，也可能是有意識或無意識報復行為的結果。

　　我慢慢理解到米契爾先生可能很容易挑起施虐性治療行為，這種挑釁行為是中風後創傷的一種反應，米契爾先生試著虐待自己「當作控制混亂狀況的一種手段……讓創傷以身歷其境的經驗重現在他人身上，並讓自己的殘疾獲得萬能的補償」（參見Sinason 所寫關於其一位殘障病患，1986, p. 150）。這個挑釁也可能是在病房裡受到不當對待之後的結果（以及／或是米契爾先生生命早期中的其他受虐經驗），是米契爾先生將施暴者認知為「一種讓心靈存活的手段」所產生的結果（Milton, 1994）。

　　督導的指導對我的思考有很大的幫助，特別是在某些方面我覺得自己好像也有了殘疾，而且在面談過程中無法思考。透過督導讓我瞭解到：以米契爾先生的觀點來看，我可能表現得極度無能，因為我始終不能理解他所說的話。試著讓我自己站在米契爾先生的角度思考，無疑是非常痛苦的，但是我卻可能為了避免思

考，而無意識地對他的殘疾產生認同。有了督導的指導，提供另一個檢視的角度，幫助我能與米契爾先生保持距離。

在第四次面談中，我沒有看出米契爾先生兒子沒有來訪，與他遠離我的態度間的關聯，後來我理解到他承受了被拋棄的痛苦，且花了另外一整週來消化。米契爾先生的家人們從不來拜訪，或不常來拜訪的原因，可能是因為看到米契爾先生退化到了這樣一個糟糕的狀態，令他們心中害怕。無獨有偶的，Peter Hildebrand 曾指出：「介入這個狀態在此並沒有幫助，許多證據顯示那只會給病患周遭的人一個藉口，藉以逃避處理自身的情緒，逃避如何對待他們父母親的晚年」（1995, p. 93）。我每週的面談對米契爾先生所進行的介入，可能造成了他的家人們因此退縮，因為他們覺得不那麼需要去探訪父親了。

暑假的幾次訪談顯示了這類治療工作所能達到的進步。坐在米契爾先生的病床旁，我更瞭解他日常在病房裡所持續忍受的各式隱私侵犯，而他的大吼大叫可能在傳達相關的訊息。我留在他的病床旁對米契爾先生來說一定意義非凡，因為接下來的第七次面談，他在我身旁的位置坐了很久才退到牆角，而且我們之間也有了更多溝通。再接下來一次的面談，米契爾先生看起來更有想法了，因為我認為他感覺到了自己被我擁抱。單純為某人著想，卻按下衝動不為此人做任何事情的體驗，與母親的擁抱是可以相互比擬的。Esther Bick（1968）認為母親的擁抱對嬰孩來說非常重要，因為它可以讓像米契爾先生這類患者感覺到曾經支離破碎、一團混亂的經驗，終於又能聚合在一起，並在某人的心中被擁抱。

　　掉落拖鞋的插曲，顯示了不管對病患或照護者來說，留心行為中任何小細節所代表的意義是有其價值的，否則這些細節不是不被注意到，就是被當作不相干或偶發事件而遭到忽略。米契爾先生的拖鞋在我說出我會去度假之後就掉落了，在那之前它從來沒有掉過，米契爾先生也從來沒向我伸出他的手過。拖鞋隱含了假期中被我拋下的寓意，而伸出手來握我的手同時也是表達他的感謝，也可能是讓我知道他感到被擁抱。隔一週的面談上，米契爾先生展現出與我的連結，因為他整個面談過程中都沒有推開輪椅，一直坐在我旁邊的位置上；他不僅看起來受到較好的照料，也穿得更清潔整齊，連護士們對他也都更富有同情心了。Sinason 寫道：「理解或嘗試去理解其意涵，並不一定會讓干擾性與攻擊性行為消失，但是卻可以減緩對當事人所造成的傷害，讓我們自己與同僚們感到較容易承受治療中的困難」（1992, p. 227）。

✠ 建立字彙 ✠

　　米契爾先生有一段時間變得較為穩定，持續釋放想有所接觸的信息，但隨著聖誕假期逼近，他的憤怒又再次升高，而照顧他的醫療人員則對他出現了報復性行為。

　　暑假結束之後，我到米契爾先生的病房去接他來面談，他的衣服上沾滿了食物的污漬，他的臉上也沾有食物殘渣，輪椅上也

有食物的抹跡，一個輔助護士幫他擦了臉。我告訴他我們要去我的諮商室了，米契爾先生大叫「不！」並且在走廊上沿路大叫。也許這個大聲叫喊是在抗議我因為暑假而無法進行面談，我無從確認。在諮商室裡，米契爾先生按下輪椅煞車，待在我身旁的位置。有一段時間在他發出的聲音與我說的話之間，感覺上有了些許的平行交流，好幾次他試著要說幾個字，但是我完全聽不懂，然後他就開始難過的哀嚎。我說「你今天很傷心」，他回答了一個非常清楚的「對」。米契爾先生之後安靜了下來，還幾乎要睡著了。

有一隻貓在我的窗外喵喵叫，想要進來，米契爾先生聽到之後動了一下，於是我說他可能覺得在我的暑假期間，自己像那隻貓一樣孤立無援且被遺忘了，而他可能覺得當面談結束之後，我就會再一次把他忘記，米契爾先生安靜了一下然後開始呻吟。我又開始談到我知道他在生命中失去了很多東西，我也理解他的悲傷與痛苦，他盯著我的眼睛，像在找尋什麼一樣的看了好一會兒。之後當我們又進到他的病房裡時，他大叫了一聲「不！」那一刻我也覺得自己恨死這個病房了。一個輔助護士迎向我們，向米契爾先生大聲且愉悅的打招呼。一個資深護理人員把我叫到一旁，告訴我米契爾先生的狀況一直都「起起伏伏」。

在第 16 次治療時，米契爾先生病房裡的護士向我打招呼，並親切的談論著米契爾先生的狀況，但是同時也抱怨自己已經連續工作八天了。面談過程中我與米契爾先生沒什麼交流，我覺得自己一定是瘋了，才會認為他懂我在說什麼，或是整個面談到底在幹嘛，一切都無從得知。我一直看時鐘，希望面談趕快結束，

我跟他說時間過得好緩慢，也跟他聊了他想死的事情，米契爾先生生氣得盯著我看了好一會兒，於是我心想「所以他其實聽得懂我說的話」，所以我又比較溫和的說他可能害怕死亡。米契爾先生擦了一下自己的額頭，我心裡想：他一定得花很多力氣才能持續下去。

　　之後，我的督導幫助我思考：對米契爾先生來說，什麼是最難以承受的？包括他的害怕與恐懼，還有他日益惡化的身體狀況，最糟糕的可能是「不知道這一切要持續到什麼時候」。米契爾先生希望我知道那是什麼感覺，他正在面對的事情幾乎要讓他發狂。當你的內在狀況混亂到難以承受，你會試著藉由讓他人置身於這種狀況中來讓它外在化，好讓他人理解你所經歷的，但是他們居然也覺得這一切令人難以承受的話，你該怎麼辦？我怎麼能把他從我安靜的諮商室裡，推回那個吵雜的病房裡呢？是因為我不知道病房裡的實況，還是我只是冷酷無情？

　　在第 17 次面談裡，米契爾先生非常安靜，看起來相當傷心。我漸漸發現自己的思緒愈來愈遠，我談起他大概覺得我無法承受與他的痛苦共處，米契爾先生幾乎要遁入睡眠，我也一反常態的覺得非常困倦。偶爾他會叫一聲，好像他突然驚覺自己身在何處，睡醒之後反而面對真實的惡夢。

　　我注意到他移動了手臂，好像希望觸摸我似的，但是我還不確定要不要接住他的手，或許他只是在調整坐姿而已，但是這個動作看起來與以往不同，於是我說他想摸到我，並且希望在感到寂寞時有人關心。第 19 次面談時，米契爾先生又再度試圖把手臂伸向我，然後又放回大腿上，或是輪椅的扶手上，我決定要握

住他的手，米契爾先生握著我的手好一會兒，好像想要把我拉近他身邊一樣，然後他放手了，這個過程發生過許多次，我說握住我的手也是某種接觸溝通，他非常清楚的說了「對」。面談時間過一半之後，他突然把輪椅推到了牆角，而他已經好幾週沒有這麼做了，米契爾先生開始大吼大叫。我對他說，我們想要親近彼此已經不容易了，然後我又要帶他回病房來拋下他孤獨一人，米契爾先生看起來好像同意我的說法，不過我不能確定。我發現只要米契爾先生開始生氣，我就開始覺得自己什麼都沒有弄懂。

在督導的指導過程中，我跟督導說要判斷我跟米契爾先生所說的是對是錯，實在相當困難，她提到米契爾先生讓我一直在黑暗中摸索，可能是他覺得沒必要讓我懂，或是他在試著讓我體會自己身處在一片漆黑之中的感覺。我的督導又說，對米契爾先生來說，要跟我維持溝通聯繫可能很困難，她也指出了我們在治療過程中，依據米契爾先生不同的心情與手勢已經建立起的少許字彙，我感覺受到些許鼓舞。

在第 22 次面談，也就是聖誕節假期前的四週，病房護理長告訴我米契爾先生白天的時候非常吵鬧，然後她帶著歉意的又說，米契爾先生的紙尿褲應該要換了但是沒有，我說那他一定感覺很不舒服，護理長回答說是我的話當然會不舒服，但是她懷疑米契爾先生還能感覺得出來差別在哪裡。米契爾先生的衣服上有食物散落的污漬，還有大便失禁的氣味。在諮商室裡，米契爾先生在輪椅上前前後後搖動、挺直身體又靠回椅背、把他健康的腿跨到癱瘓的腿上又放下來，他不時的大吼或呻吟。我說他因為被像不乖的嬰兒一樣對待，包著一塊髒尿布，因而感到生氣，米契

爾先生並沒有回應我,然後他非常大聲的吼了一聲之後,我以為他要開始哭了,我想起了與他第一次見面時,他在我諮商室裡啜泣的情景。

　　我告知米契爾先生我的聖誕節假期,他看起來更加生氣而且把頭別過不看我,對我說的聽而不聞。當面談只剩下幾分鐘時,他突然把輪椅推離我,我發現他用了他健康的腿來推輪椅,而之前他都是用手臂推的。面談結束之後,我從充滿氣味的諮商室裡解放出來。

　　當我在第 26 次面談去接米契爾先生時,這也是聖誕節前的最後一次面談,護理長看到我像看到救星一樣,她說米契爾先生一整天都非常吵鬧。當我把他從病房裡推出來時,另一個病患正生氣的咕噥抱怨米契爾先生。米契爾先生沒有刮鬍子,但是穿著一件很漂亮的格子套頭毛衣,當我們進到諮商室時,他大叫了一聲,但是並沒有把輪椅推離我。我說我猜他是因為快放聖誕節假期了,所以覺得很沮喪,米契爾先生變得比較冷靜,發出溫和的聲音,偶爾看起來昏昏欲睡的樣子。突然他把手伸向我,我握住他的手直到他放開,他時不時抬眼看我,並且偶爾點點頭。

　　這一次面談結束時,米契爾先生把腳放在地下,所以我推不動輪椅,我說他不想離開這裡,他還是把腳放在地上。我感到進退兩難,於是問他要不要我幫他把腳放回輪椅腳踏板上,米契爾先生沒有回答,但是我還是把他的腳放回腳踏板上,並推他回病房。護理長看到米契爾先生這麼安靜感到很訝異,我解釋說米契爾先生因為聖誕節接近所以很沮喪,護理長好像對這個解釋很感興趣。

◎ 評述

　　與米契爾先生的治療工作，幫助了他與自己的慘況及憂鬱情緒有所連結，並較少受其折磨。不過我現在可以看出來，當米契爾先生愈來愈傷心，我也愈來愈難承受他的哀慟，而有時候我做的詮釋將我們都帶離哀傷情緒。眼睜睜看他與我相處時的舒適自在，在面談結束時又感到他的沮喪，對我來說特別困難，帶他回病房讓我滿懷愧疚。無論如何，有時候我把接近面談尾聲與米契爾先生愈來愈沮喪做出連結之後，似乎能幫助我們克服這種情緒。我從這段經驗中得知，幫助像米契爾先生這樣始終與悲傷和懊悔情緒相處的人，會帶來怎樣煎熬的感受。有時候感覺受他的吼叫侵犯，對我們來說似乎都是較好的選擇。

　　督導的指導在我持續這項工作上扮演重要角色，同時也幫助我處理掉自己某些困難的感受，特別是讓我感覺我的沮喪被擁抱且被理解，也有很大的幫助。督導幫助我持續留意自己所感到的煎熬，說不定也是與米契爾先生的煎熬做出溝通的一種形式。我也因此能夠意識到這項工作所達到的成就，這同時也是這些高齡者們常見的問題：當面對心理與生理狀況衰退的巨變時，要如何與自己昔日的成就保持連結？

　　那次米契爾先生被迫一直包著骯髒紙尿褲的面談，顯示了未經思考的行為能夠造成多殘酷的結果。這也有可能是對米契爾先生不停大呼小叫且具攻擊性行為的一種報復，護理與照護人員們對於外顯的負面情緒幾乎沒有承受能力，因為一般來說，當他們面對患者時，懷有這類負面情緒，通常是不能被接受的。

Peter Speck 認為「持續的良好感覺」（chronic niceness）會加重末期病房醫護人員的負擔（1994）；Vega Zagier Roberts 也闡述道「在所有的照護單位中都有漠不關心的元素存在」，而照護工作「在某些時候可能很令人憎恨……著魔般的例行照護程序，可以被當作保護患者的方法，免於受照護者無意識怨恨的侵害，免於受到照護者行為的侵害，這些行為是照護者害怕如果沒有嚴格紀律的話，自己就會施加於病患身上的行為。但同時這種例行照護程序，也有可能被當作組織規定之下的恨意表達方式，特別是對那些讓照護者精疲力竭、感到噁心或失望的患者們」（1994, p. 83）。根據 Winnicott 與 Zagier Roberts 的研究，我們得到寶貴的意見：也就是，忍受恨意而不加以執行的能力，取決於能否「完全察覺到自己的恨意」（1994, p. 83）。要擁有這種自我警覺，醫療照護人員需要訓練課程，以及背後的支持架構，讓他們可以得知漠不關心的感覺是如何。在第八章中我會詳細闡述，為醫護人員提供治療性諮商，能幫助他們勇於挑戰並避免侵害性行為出現。

當我宣布第二次度假的消息時，我們可以看到更多關於米契爾先生理解能力的證據，以及他可以讓自己的表達能力如何擴展，這一次他用腳來實行「中斷」假期的行為。其他醫護人員所轉述關於米契爾先生在病房裡所呈現的憤怒，顯示了米契爾先生把因為我去度假而引起的部分憤怒抒發在病房裡了。也許我應該把他的憤怒連結更多到我身上，並將之帶到移情作用中，試著緩和病房中的狀況。或者，因為米契爾先生正處在人生的最後時刻，他只能用這種分裂方式來處理，以便將面談過程中好的部分

保留在他的內在。

當我與病房護理長談過之後，她對我連結了米契爾先生的攻擊性行為與我去度假的事實，感到很有興趣，讓我注意到我與病房裡的護理人員相對較少有聯繫，而我可以很明顯感覺出，護理人員對我關心米契爾先生感到很感激，但是我一直都在自己與護理人員間豎立起一個大鴻溝。定期與護理人員討論我與米契爾先生的治療，會是幫助治療也幫助病房護理人員的好方法。

✠ 哀悼與放手 ✠

第二次假期之後，米契爾先生不願意再與我有所交流。最後兩次面談是他臨終前在病床旁進行的。在病房裡我很難說出我認為米契爾先生對死亡的感受，而在米契爾先生與世界道別時，我想只與米契爾先生好好相處而不被打擾，但也非常困難。

聖誕節過後我回到與米契爾先生的面談工作，卻發現他在輪椅上睡著了，當我靠近他時他醒了過來，但是我不知道他是否認出了我。他的腳又放在地板上，我只看到兩個工作人員，兩個我都不認識。一進到我的諮商室之後，米契爾先生便一直睡到面談時間結束前十分鐘，他醒來之後，把自己搖向前好幾次，我說我覺得他在輪椅上看起來很不舒服，他清楚的回答了「是」。我又說他可能很累，也因為我去度假而覺得受夠我了，他看起來有點

動搖。我說時間過得真慢，不知道他是不是覺得自己不會再見到我了，又或許剛剛看到我的時候他覺得自己是在作夢。

這次面談快結束時，米契爾先生突然激動起來，我說我知道他感覺時間不多了，無論是本次面談或是他的生命，米契爾先生帶挑釁意味的用腳把輪椅推離我。當我起身要把他推回病房時，他把腳放下並停住輪椅，我說他把腳放下是因為他不想離開。米契爾先生把腳放回輪椅上，我把他推回病房，當我們進到病房裡時，米契爾先生微微的呻吟了幾聲。

第 28 次面談時，一位護士告訴我米契爾先生很不舒服，而且拒絕進食，他連麥片粥都不吃，米契爾先生很少這樣，而且他一直很安靜，不像平常的他。她又告訴我，有一個病患昨晚在發作之後過世了。我坐到米契爾先生床邊，並把簾子都拉上。米契爾先生臉朝上躺著，嘴巴微張、眼睛半閉，我看到了他的脖子上滿是皺紋。米契爾先生保持沉默。附近的一台電視機打斷了我的思緒，我聽到節目訪問一個資深演員，談著她保持年輕的秘訣，然後是關於英國國家衛生事業局關閉的新聞，醫院們為生存而必須奮鬥。

米契爾先生發出了聲音，一開始比較微弱，漸漸愈來愈大聲，像是要把我的注意力給拉回來，並提醒我他還活著，然後又安靜了下來，我覺得他很開心我在這裡陪他。接著我開始擔心他隨時可能會過去，我用眼睛注意他是否還在持續呼吸，他偶爾會動幾下，我認為他是在讓我知道他還活著。我跟他說了他害怕死，活著卻又不舒服的矛盾，米契爾先生沒有做任何回應。

偶爾他會轉頭看向我，我認為是要看看我是否還在，或者，

自己是否還在。他發出幾聲生氣的聲音，我想他對自己還活著可能感到憤怒，或是對自己要放棄活著選擇死亡而感到生氣。我也覺得他可能認為他死了我也會覺得開心，但這不是一個可以在病房裡公開說出的想法。我認為他對電視不時的干擾大概也感到憤怒，整個病房裡毫無寧靜可言。

有一個護士突然拉開簾子，看到我在病床旁之後便向我道歉，她大概覺得簾子拉上了就代表米契爾先生已經死了。她悄悄的告訴我，又有一個同病房的病患過世了，因此米契爾先生不太好過。米契爾先生看起來像是在打盹，但其實他一直保持清醒，我向他道別並說下週我還會來。

第 29 次的面談，米契爾先生還是躺在床上，他的頭被好幾個枕頭高高墊起，資深護士正在用杯子餵他喝東西，她說自己想要讓米契爾先生吃點東西進去。我把簾子拉上，看到床上留有食物的痕跡。米契爾先生眼睛半張著，眼周留有黏膩的眼屎，他的嘴巴開著，我可以聽見他呼吸非常沉重，讓我聯想到了「生命之息」這句話，看起來米契爾先生似乎撐不下去，也放不了手，異常的艱辛。

米契爾先生一直動他的手和腳，有時也動動嘴唇，我又再次覺得是讓我知道他還活著。很偶爾他才轉頭看我一眼，面談的後半段，他完全沒有再朝我看過一次，但是輕輕呻吟過幾聲，就只有這樣。我又一次思考他是否覺得我等他死等得不耐煩了，但是我無法把這個想法說出口。在病房的雜音中，我無意間聽到了一個助理護士在開玩笑，然後這個人突然拉開了簾子，接著向我道歉。他們告訴我米契爾先生的家人已經接到了通知，只有那個會

來探視的兒子來了。當我跟米契爾先生說再見時，他憤怒的看著我然後闔上了眼睛。

　　五天之後，米契爾先生過世了。其中一個兒子陪在他身旁，另一個兒子隔天打電話到醫院，向工作人員抱怨說沒有任何人通知他，兩個兒子都說不要父親病房裡的任何遺物。當我去病房的時候，米契爾先生的主要照護者正在整理他的東西，護理長告訴我，他的兒子們連放孫子相片的漂亮相框都不要了。我難過的看著護理長把刮鬍刀上米契爾先生的名條取下，裝箱送到慈善機構。米契爾先生的主要照護者淚眼汪汪，她說有一個病患常因為米契爾先生而生氣，聽到他的死訊之後也非常沮喪。

　　我感到又解脫又難過，我為米契爾先生感到解脫，也為不用再與他面談感到解脫，但同時我也想念他。

◎ 評述

　　我認為我不願意在米契爾先生的病床前說出關於死亡的想法，反應了在病房裡談論或思考這類話題所感受到的壓力。雖然死亡是病房裡常見的事情，但是對醫護人員來說卻仍是一個難以討論的話題。那個護士告訴我病房裡有另一個病患過世的時候，她也注意到了米契爾先生即將走向死亡，但是她沒有清楚說出來。

　　我認為本次治療的最終結果，是米契爾先生能夠面對自身死亡，對生命放手並隨之死去。兩次度假的中斷療程，讓我可以專注於哀悼的課題。米契爾先生不能說話，所以無法瞭解他是如何體驗失落，但是藉著我與他建立連結，我便能夠幫助他哀悼我的

失落，這也包括了移情作用中米契爾先生所被激發出的失落感。當我能夠承受他的悲傷與憂鬱所帶來的痛苦時，他感到被我擁抱，也能夠開始放手離開。米契爾先生向我伸出手，讓我握住然後又放開，正是傳達了他感到被我握著，然後放開離去。最後幾次面談時米契爾先生感到的睡意，還有我相對產生的倦意，似乎就是他開始試著從情感連結中慢慢抽離出來的表徵，因此本次治療也許促使米契爾先生臨終前所發生的「預期哀悼」，如同第三章所討論過的泰勒太太的治療：「在絕望中崩潰」。

在米契爾先生生前的最後一週時間裡，拒絕進食是他希望死亡的一種積極表達方式，由於我與高齡者工作過程中已經體驗過，所以對這種現象並不陌生。我聽說過在長期照護中心的高齡者到了某個時間點會選擇拒絕吃喝，清楚的表示他們想死去的心願。在病床旁的最後一次面談，想要與米契爾先生保持交流已經很困難了，同時也要讓他慢慢開始抽身，當我對他的狀況提出詮釋時，我覺得自己是打擾到他了。因此治療的任務搖身一變，成為讓米契爾先生離開我，走向死亡，也就是說在我們的面談中，我不應該對他做任何要求。

我與督導討論到最後一次的面談，她對那位護士能夠辨認出面臨臨終病患的能力大加讚賞，這種能力多半不被承認也不受人重視。米契爾先生身後之事，被當作是護理人員與看護人員的工作，這種想法與工作模式很不幸的，就是一般既定的工作方式，像米契爾先生這些垂死或病重高齡者被貶低到由工作人員來處理，我們每一個人都必須為這種不良的處理模式負責，因為這個社會仍然無法適當地面對死亡。

最後，許多人問我為什麼願意與失語的米契爾先生一起進行面談，仔細思考後我認為我對他無法表達自己心意的障礙有所認同，在我進行自己的治療時，發現自己體內也有這種障礙存在。我瞭解能夠感覺到有一個人在某處等著我，努力尋找字彙來表達我所說不出來的心思，是多麼難能可貴。

小結

與有嚴重障礙的高齡者工作，例如米契爾先生在中風過後半身癱瘓並失去語言能力，代表必須尋找替代的溝通方式。對無法用言語表達自己的患者來說，有一個人試著思考並將經驗賦予意義，幫助這些患者能感覺自己受到擁抱。透過非常仔細的觀察患者手勢或其他行為，並反應到移情作用中，能逐漸發展出溝通的字彙。身體障礙患者想當然耳可能很憤怒或沮喪，會激起例如怨恨或殘忍等負面情緒。對治療師與照護者來說，有機會和督導或同僚間自我深思反省是非常重要的，幫助自己處理掉負面情緒，讓負面情緒不會制式化，並讓自己得以承受沮喪與折磨的內心狀態，特別是要認識到這種內心狀態可能是由病患所激發出來的，病患們也藉此傳達出他們自己內心的某些糾葛。

在療程中取得與病患情感上的親密，是一個帶出懊悔與哀慟議題的好機會，可以幫助患者哀悼失能所帶來的傷害，並面對他們自身的死亡。心靈與生理上的親密感，來自於承認分離與失落的存在，特別是透過處理面談結束、必須道別時所激發的情緒，會漸漸在治療師與患者間形成親密情感。對治療師來說，當與病

重且失能的高齡者進行治療時，相對要承受更多來自病患悔恨情緒的痛苦，而從治療關係的牽絆中抽身並讓病患離開，也不是簡單的工作。

第五章

高齡夫妻

引言

　　以精神分析為出發點的夫妻治療，指出了夫妻關係中兩個基本需求：對親密感的需求以及對分離的需求，伴隨著不是被吞沒就是被拋棄的焦慮感（Ruszczynski, 1993）。這種焦慮感與我們最早期以嬰兒與母親的關係，形成一種伴侶關係的經驗相互呼應。發展並支持伴侶關係的能力，取決於我們如何溝通交涉與三角關係的文本中，一般稱為「戀母情結」或「伊底帕司情結」（Oedipus complex）的初次接觸。「戀母情結」本質上是無意識的，由 Freud 首次提出，指稱嬰兒或孩童對於異性雙親抱有熱切的依附情感（attachment），並與同性雙親競爭。特別在經過 Klein 進一步提出，她認為戀母情結其實內含一個負面或倒置了的情結，內含對同性雙親強烈的依附情感，並與異性雙親競爭（「雙親」必須被解釋為「主要照護者」）。James Fisher 將這個情慾的戀母情結式依附情感的本質形容為「痛苦的悲劇性」（painfully tragic），因為它們「跨越了隔閡，由世代間殘酷差

異造成的隔閡，以及由為人父母與為人子女經驗有所差異造成的隔閡」（1993, p. 150）。Ron Britton（1989）在他所寫的一篇關於戀母情結的重要論文中，進一步闡述嬰孩或幼童所面臨的困難，由於他或她同時要處理與母親（或是主要照護者）處在緊密關係中，就會排除周圍的他人（父親或其他第三者），但同時又漸漸發覺到父母親之間有一個特殊且通常是性慾的關係存在，而嬰孩或幼童是被摒除在外的。

就本質上來說，處理這個戀母情結式的矛盾，代表處理「憂鬱的焦慮感」（depressive anxieties），這個焦慮感來自於發現自身所愛與所恨的是同一者，以及來自於發現所愛之人還與他人有所牽連。這種矛盾如何能妥善處理，取決於個體內在的因素，例如嫉妒，以及外在的因素，也就是嬰兒的照護者如何處理照顧者與嬰兒間的融合與排除關係，以及雙親所提供的同性和異性模範，而這種模範是會被嬰兒所內在化的。嬰孩或幼兒若體驗過早期的不良關係，無論是雙親夫妻之間，或者是自己與雙親間的關係，成人之後可能會在自己的配偶關係中試圖尋找過去所沒有得到的，而這段配偶關係便會被理想化。如果理想沒有被滿足，那麼這段配偶關係可能會因為無法承受失望而遭到詆毀。

與夫妻進行治療代表著對他們個人對治療師與對方的移情作用加以監控，但不一定要加以詮釋。無論治療師與其他治療師合作，或是如我在本章提到的與一對夫妻獨自工作，治療師都必須要隨時提醒自己將轉移到自己身上的移情作用視作來自一對夫妻的移情作用：來自夫妻的配偶移情作用反映出彼此對這段關係的觀感，或是換句話說，是這段夫妻關係的投射。而兩個治療師一

起工作所產生的關係，為這類投射提供適當的場域；但是單一治療師也可能有這種結果，例如當單一治療師的詮釋，可能被當成了內心想像式的結合或對話。

　　在這項工作中，夫妻移情到治療師身上有非常重要的意義，因為這讓我們得以瞭解這段關係的潛意識意義，以及有什麼情緒被投射了出來。Stanley Ruszczynski（1993）闡述了雙親的其中一位是如何被選中，做為投射性自我認同的適當目標物，以做為自我某些部分的載者，做為自我防禦的機制。因為這個部分令自己難以承受，或是抱著希望（developmental hope）期待終有一天自己的那一部分可以與自我整合。Fisher（1995）將這種投射性自我認同的使用手段，與用於幻想進入他人，並建立起「假性親密」（pseudo intimacy）的「侵入性」投射性自我認同作出區分，這種侵入性的投射可以否認分離，並讓人感到確實理解他人；至於「成熟親密」（mature intimacy）則意味著忍受「他人有無窮無盡未知神秘的事實」。以 Keats 與 Bion 的研究為基礎，Fisher 寫道無論你對對方認識有多深，總是存在著「不確定、難解的謎與疑惑」（p. 104）。

　　如果一切進行順利，那麼配偶關係就能以一種開創出來的空間來互動，藉以處理配偶間的緊張與衝突。Warren Colman 提到配偶關係「並不一定是讓人能完全做自己的空間，但是卻可以是發現做自己的可能性空間」（1993, p. 141）。Colman 將這個想像的包容論點，與「自我防衛的控制」（defensive containment）作出區別，因為這種包容是由伴侶中的一位去包容另一位，就像母親對嬰兒一樣。

Sandra Evans（2004a）敘述了與高齡夫妻治療中的各種進程，包含團體治療。對高齡夫妻來說，因為孩子離家、退休與老化、疾病和失能會帶來幾種特定的困難。在高齡夫妻之間最具壓力的緊張感，是自身或伴侶日漸逼近的死亡，以及這段關係的終止。在接下來的篇章會敘述一些與我進行治療的高齡夫妻們，無論他們之間還有怎樣的悲傷或失望，我認為他們都在與逐漸接近的生命終點奮戰。

高齡夫妻治療過程中的相關問題

✠ 韓德森太太：退休是惡夢的開始 ✠

> 韓德森太太將她的懊悔與絕望分裂分散到丈夫和我身上，她不願意請丈夫一同參加面談，顯示她害怕檢視這段婚姻關係，害怕重新感受她曾投射到丈夫身上的情緒。我很難跟她繼續單獨面談，也許正反應了我難以承受她投射在我身上的情緒。

韓德森太太是一個 70 歲出頭的女士，由她的家庭醫師轉診到我這裡，因韓德森太太這幾年開始出現恐慌症與幽閉恐懼症的毛病。韓德森太太是一個說話輕柔的人，臉上帶著優雅的笑容，有一種沒落貴族的氣質。她在第一次面談中花了大部分的時間抱

怨丈夫，她說丈夫幾年前退休之後，他就一直很容易生氣且脾氣難以摸索並會突然對她發怒。丈夫是因為公司對他的退休安排而感到憤怒，他退休時沒有拿到退休金，只有一部新車。因此他們現在的生活因為經濟狀況下滑，受到很大的拘束。最近丈夫會在韓德森太太打電話給朋友聊天時把她鎖在餐廳裡，韓德森太太覺得丈夫是在嫉妒自己與朋友聊天。因為丈夫整天待在家裡，所以也把韓德森太太看得很緊。韓德森太太說自己常呼吸困難，而且很擔心自己會死。

　　韓德森太太提到自己會做惡夢，我問她是否能跟我分享幾個她記得的夢境。她說有一次夢到自己身在海邊度假勝地卻找不到回家的路，因此陷入恐慌。我問她對夢有什麼想法，她說他們夫妻固定會去那個海邊度假地，直到丈夫退休之後，他們負擔不起費用就沒有再去了，但他們爭論過不會花太多錢的度假方式。韓德森太太又說了一個夢，在夢裡有人想要在她的頭上戴上面紗，讓她非常害怕，但是她想不起與這個夢相關的聯想。

　　面談快結束時，我說我認為韓德森太太應該也在生氣，因為丈夫的退休讓兩人過著幽閉恐懼症一般的生活，韓德森太太也感覺到了自己的老化，並害怕死亡。韓德森太太看起來很疑惑，說她覺得問題出在丈夫與他不合理的行為上，我說如果可以與丈夫也見面，那會很有幫助。韓德森太太立刻回答說丈夫聽到這個提議一定會氣壞了，他不會承認自己有任何問題，也不會願意與任何人談這些問題。我提供韓德森太太下一次面談時間，做為這次面談的結語，但是我也再次建議韓德森太太與丈夫談談，並請他一同出席下一次面談。

　　兩個禮拜後我再次與韓德森太太見面，她是單獨前來，而且說的內容與第一次面談大同小異，抱怨憤怒的丈夫還有與他過著悲慘的生活，韓德森太太仍然不願意承認自己也與丈夫有相同的感受，也不願意邀請丈夫共同參與面談。我感到很絕望，所以我說我認為問題出在他們的關係中，並需要共同面談來點出問題所在，如果她改變心意想要讓丈夫一起參加的話，我很願意與他們見面。幾週後我收到一張來自韓德森太太措辭有禮的簡函，感謝我與她見面。

◎ 評述

　　韓德森太太是當事人參加治療，卻代表著另一個人的例子，在韓德森太太的狀況中，這個人是她的丈夫，也是問題所在。面對這類的例子時，思考當事人是否也是在陳述自身有問題的某面向，並將當事人的敘述當成既是人際間的困難，也是個人內在的困難，這兩種思考方式會很有幫助。換句話說，這可能是一個投射的過程，伴侶中的一人將自己無法處理的情緒投射到另一人身上。投射性自我認同通常會在接受方產生效果，並與接受者原有情緒連結產生共鳴。因此韓德森先生的行為可能反映了他自己與太太的情緒。

　　韓德森太太的夢支持了一個關於投射性過程的假說，在過程中丈夫代替韓德森太太承受了她不想要的情緒，韓德森太太的惡夢顯示了她害怕自己對於日益惡化狀況感到憤怒，也顯示了她對死亡的恐懼。要對夢境做出較好的詮釋，必須將面談中的所有素材都當作聯想的可能素材，同時也用來引導出當事人的特定聯

第五章　高齡夫妻

想，如果僅僅根據治療師的聯想，可能做出錯誤的詮釋。雖然韓
德森太太沒有對第二個夢境做出聯想，但是被蓋到她頭上的面紗
意象，暗示了典型的死亡描述，死亡的意象通常以面紗或屍體旁
的壽衣呈現。這個意象正好與她丈夫害怕死亡相呼應，我認為韓
德森太太害怕到不願意在心中想到這些念頭，因此不願意與我合
作進行夫妻面談，因為在夫妻面談中，韓德森太太與丈夫間的分
裂與投射通通都可能被提出來討論。我感覺到韓德森太太把她的
失望與沮喪其中一部分發洩到了我身上，這可能就是她寄來簡函
的原因之一。在那兩次面談之間，沒有什麼反應或動作顯示不能
與韓德森太太繼續單獨面談，但是我可能把某些投射過來的沮喪
與絕望付諸言行，因此沒有試著提供持續單獨面談治療。

　　雖然韓德森夫婦間狀況逐日惡化，如果這些狀況發生在他們
的早年時期，可能很輕易的就可以被化解，但是發生在晚年則有
其困難之處。因為理所當然的，這些狀況已經與韓德森夫婦所經
歷的其他失落糾纏不清了，像是懊悔退休、失去身體能力以及預
期到自己的死亡。失去工作格外會造成問題，因為工作的特質，
像是架構、內容、成規、安全感與尊嚴等，是消融或處理焦慮感
的重要手段。退休通常伴隨著孩子離家，代表著夫妻將比以往都
還要處在對方的全面掌控之下，因此退休會在夫妻關係中產生非
常大量的束縛情緒。

✠ 強生夫妻：來自疾病的背叛與折磨 ✠

> 我當時也被捲入了這對夫妻相互折磨的漩渦中，在過程
> 中似乎過去的性嫉妒宿怨被視作強生太太失去自主能力
> 的「導火線」。在移情作用中，特別在這對夫妻對治療
> 做出的結論上，我在療程中也經歷了背叛。

強生太太是一個 64 歲的婦人，患有帕金森氏症，曾經在復健病房住過兩週。就在她快出院之前，由她的顧問醫師將她轉介到我這裡，因為這位醫師認為強生先生對太太過於保護。強生先生說太太以前會出現幻覺，雖然病房裡所有醫護人員都找不到支持的證據。一位名叫凱兒的輔助護士是強生太太的主要照護者〔或稱為「指定護士」（named nurse）〕，她覺得自從強生太太的帕金森氏症發作之後，她大幅失去自尊與信心，特別因為強生先生現在把太太當作小孩子一樣照顧。凱兒曾帶著強生太太去逛街，買了一些化妝品，強生太太現在還在使用。我問凱兒有沒有興趣參與幾次我和強生夫妻的面談，她表示很高興能參與，但是後來由於難以從病房中抽身，以及調班困難等原因，凱兒只來了兩次。

強生太太是一個瘦小的婦人，高度只到丈夫的肩頭而已。她靠著丈夫的手臂走進我的房間，踏著猶豫的小碎步。強生太太說的話有時候很難懂，因為她急急地說著，把所有字都黏在一起

了。強生先生有時候會擔任太太的口譯員，但有些時候連他也聽不懂，便會帶著明顯的焦躁感要求強生太太重複剛剛所說的話。

　　我與他們進行了為期五個月、隔週一次一個鐘頭的面談療程。每次他們一抵達，強生先生就會開始抱怨太太的幻覺症狀，強生太太則會消極的聽著，好像先生正在說的是另外一個不相干的人一樣。有一次他們的兒子到病房去探望，剛好遇見了我，他證實了母親的確會出現幻覺，大部分是看到這位兒子或是他的兄弟小時候的樣子。但是，強生先生也告訴過我，太太以前會說她看見有一個男人在沙發撥弄她，或是指控丈夫對她不忠。太太的幻覺症狀讓強生先生非常憤怒，他懇求我從太太身上驅除這個症狀。我認為他們花這麼多心思討論幻覺症狀，其實是要把注意力從對強生太太的疾病以及與日俱增的失能上轉移開來，但是我覺得自己必須把這種幻覺症狀的內容合理化。

　　隨著強生太太過去病史一一浮現，很明顯的這與他們的退休計畫產生了巨大變化有關。強生先生必須提前好幾個月退休，以便照顧太太，他們本來打算要搬到海邊的小屋去住，不過現在由於強生太太的狀況，這個計畫看來不能實現。在我與他們面談的期間，強生太太愈來愈不能爬家裡的樓梯，強生先生也愈來愈覺得太太不能獨處了。強生太太剛生病的時候，強生先生的三個兄弟都在短時間內過世了，我感覺他還在為兄弟的死與太太的疾病感到震驚與懊悔。儘管當我這麼告訴他時，他淚滿盈眶，但是卻不承認自己其實很悲傷。取而代之的，他又開始說起妻子的幻覺症狀。

　　看起來強生夫妻之間的關係，在強生太太生病之前早就已經

不愉快了。有一次，強生先生語帶苦楚地形容，強生太太一直都很冷漠而且難以親近，就像面談過程中她的一貫態度。他們夫妻的朋友不多，一個兒子住在國外很少見面，另一個兒子雖然住得近，卻只偶爾來探望雙親。看起來他們過了很長一段時間孤獨的生活，雖然強生先生抱怨說他們會這麼孤立，是因為太太怕被朋友看到自己失能的樣子，因此拒絕外出。

從療程一開始，關於性的議題就一直存在於我們的面談素材中，無論是讓強生太太靠化妝而更有吸引力、看到有男人在戲弄她的幻覺，或是強生太太控訴丈夫不忠等等。當我提到這個性的議題時，他們承認在多年前他們之間的性關係就已經停止了，強生太太暗示說她覺得親密關係停止不會有什麼好理由，強生先生看起來明顯的很尷尬。他說變成太太的看護，因為照顧她而有親密的肢體接觸，像是洗澡或帶她去上廁所等，對他來說是多麼的令人窘迫。他們對於肢體上如此親密的狀態感到不習慣，而且過去也從來不會一起進到浴室裡。

在我們開始面談的幾週之後，他們一起出席了一個社交俱樂部的場合，這是數月來的第一次，他們非常樂於和我分享這次小旅行的經驗。然後強生先生詳細敘述當天晚上他帶太太去上廁所時的尷尬經驗，我很困惑於他如此大驚小怪的態度，還要求在場的女人在他帶太太去的時候都不能使用廁所，我認為他可以請其他女性朋友帶妻子去。這個晚上可能讓他們都感到痛苦，因為這一切讓他們想起過去強生太太還健康的時候，兩人一起共享過的美好時光。他們被迫承認強生太太變得多麼的無助，不再是過去那個「生龍活虎的人」了。但是他們選擇以陷溺在強生太太去廁

所的爭吵橋段來代替面對這股痛苦。

　　幻覺式症狀在療程中反覆出現，讓我漸漸感到焦躁不耐。這個症狀的確有可能是帕金森氏症的藥物治療所引發的副作用，雖然用藥上也已經做了調整，但是並沒有顯著效果。無論如何，強生先生不斷質問我關於可能產生這些幻覺症狀的生化因素，我表示的確有此可能，但同時提醒他醫務人員已經把強生太太轉介出去了，因為他們對狀況感到相當疑惑。而且，這也可能是疾病所造成的生理和心理的複雜交互作用。每當強生太太或強生先生感到悲傷的時候，另一個人就會開始提到幻覺症狀。在強生太太的帕金森氏症病況明顯惡化之後，他們的心中又再次被幻覺症狀給佔據了。

　　在療程中有三次他們向其他醫生詢問關於幻覺症狀的困擾，但每次都沒有事前知會我。他們每次諮詢完之後回到我的診療間，都會帶著勝利的姿態告訴我，他們確認了幻覺症狀的確來自生化因素的問題。最後一次面談時，他們告訴我他們比較想與那位提供幫助性建言的醫生進行治療，我也認為同時與兩者都面談會讓狀況更混亂，但是也告訴他們如果願意與我繼續進行面談的話，我也願意再次與他們見面。但是他們始終沒有再回來。

◎ 評述

　　與強生夫妻的治療過程始終受到強烈負面移情作用的阻礙，其中包括羨慕與嫉妒，但當時我無法清楚的指出來。在某個程度上，我失去能力也無法思考他們對我充滿羨慕的攻擊，因為我有自主的身體、相對年輕而且有工作。跟強生夫妻聊聊他們對我

（在移情作用中）的觀感可能會有幫助，聊聊他們對我身為一個無能的治療師，正在徒勞無功地解讀他們內心世界的幻覺，剛好與那位提供他們生理解釋與確認，對他們有很大幫助的醫生形成對比；或者聊聊他們要在像我這樣的一個陌生人面前，揭露他們生命中最隱私的部分，可能給他們帶來的不舒服，就像在俱樂部裡他們所經歷的不舒服一樣。這個負面的移情作用非常重要，因為它反映了在他們婚姻中所隱含的貶低和輕視態度，這個態度可能早已經歷多年，因為強生太太生病而更加惡化。療程中出現有關性的嫉妒與羨慕，則與夫妻兩人終其一生與對方爭吵不休有關。

在與我的整個療程中，他們各自移情作用到對方身上：強生先生把屬於強生太太的許多工作奪了過來，逼迫她像他自己一樣提早退休，最終強生先生讓我也變成多餘的了。而強生太太用幻覺症狀來折磨丈夫，所以強生先生覺得自己快要發瘋了，就像強生太太害怕自己會變成「一顆高麗菜」一樣。我也開始覺得幻覺症狀很折磨人，干擾了我思考現狀的能力。他們也透過沒有事前通知我就諮詢其他醫生的手段，將被背叛的感覺傳遞給我，反映了他們對退休的期待遭到背叛，也像他們在婚姻中感到自己的期待遭到背叛一樣。在負面移情作用中表達出的敵意，讓這對夫妻避免面對他們身處的這個折磨人的困境：當他們的夫妻關係因為衰弱的疾病被迫退回到像父母與一個無助嬰兒的關係時，他們該如何維繫成人間的關係以及性方面的親密關係？我在與這對夫妻工作時所遭遇的困難，以及凱兒（中途離開療程的輔助護士）所面對的困難，可能都反映了強生夫妻希望避免正面與痛苦對決的

期望。或許凱兒的缺席，以及我最終失去病人的狀況，也是強生夫妻對對方感到失望的反映。

與一對高齡夫妻的長期治療

✠ 戴伊夫妻：不斷扼殺希望的一對夫妻 ✠

◎ 尋找對潛意識的好奇心

即便戴伊先生態度被動，他依然合作的提供許多關於自身過去的資訊，並提供了一個夢境中潛意識面向的素材。戴伊先生對夢境詮釋的回應，對治療做出了好預兆。

戴伊先生現年 70 歲出頭，由他的家庭醫生轉診到我這裡，因為他擔心戴伊先生患有憂鬱症。戴伊先生過去曾經非常活躍，現在變得愈來愈消極，整天大部分時間都坐在家裡的扶手椅上。剛開始我與戴伊先生進行了三次隔週的一個鐘頭面談，他讓我想起了典型的少將，結實挺拔的身材，曬紅的膚色與銀灰色的鬍鬚。當我問起他早年生活經驗時，他立刻提到參與二次大戰的事情，看起來戴伊先生當年在戰壕中作戰時，曾有類似情緒崩潰的經驗。戴伊先生當時被要求進行例行性的任務，突然眼前發黑昏

了過去，自己也無法解釋到底發生了什麼事情。戴伊先生當下立刻被送去鄰近的村莊看醫生，當他抵達村莊時，看到了一間牧師的房子，當時他想著自己或者可以去看醫生，或者可以去找牧師，但是他卻選擇回到了排裡，兩者都沒去，排裡也沒有多加詢問他的健康狀況。戴伊先生繼續軍旅生涯，沒有再發生同樣的狀況。

戴伊先生非常健談，似乎很喜歡用他的戰爭冒險故事來娛樂我，包括他必須去清除地雷的一段驚恐時期。就在他發生昏倒事件之前不久，他接到消息說他的未婚妻要解除婚約，戴伊先生當時受到很大的震驚，但是之後很快與一個一直保持聯絡的幼時同伴的妹妹開始通信，戰爭結束之後戴伊先生回到家中，並向她求婚，他們很快就結婚了，雖然女方家人有些反對的聲音，因為他們怕戴伊先生是因為想從創傷中痊癒才結婚的。

戴伊先生也告訴我關於童年的事情。他的雙親都在「服務業」工作，是在大戶人家的家裡當傭人。之後被戴伊先生形容為相當溫柔的父親開始當車站站長，他的母親在戴伊先生童年時期健康狀況很不好，比父親早幾年過世了。戴伊先生記得有人告訴他，他的父親說夢到自己在打一隻老鼠，結果睜開眼睛發現自己打的是躺在身旁的妻子。戴伊先生很喜歡他的父母親，且與他唯一的姊姊相當親近，這個姊姊比他大幾歲，幾年前因為帕金森氏症去世了。戴伊先生說自己的童年與婚姻生活都很愉快。

戰爭結束之後他繼續在軍中受訓，並成為職業軍官。他說自己總傾向看事情負面的部分，覺得自己是個悲觀主義者。在過去的幾年中，戴伊先生變得很懶惰且「選擇逐漸撤退」，覺得自己

什麼事情都不想做，而且不知道為什麼，他在家裡也不太做事情，對過去喜歡的活動也失去興趣，例如戴伊先生很有繪畫的天分，他以前很喜歡畫水彩，總會自己做聖誕卡片送給朋友，但是現在他什麼藝術活動都不做了。戴伊先生說他的妻子是家裡的發言人，總是朝氣蓬勃，總是「握著方向盤」主導一切事情，而也是她開車載著戴伊先生來與我面談的。五、六年前他們度假的時候，太太告訴他，自己對他很失望，而且不再愛他了，差不多就是在那段時間，他們不再有親密關係發生。戴伊先生說他發現自己總是採取主動，而且妻子其實並沒有從中獲得享受。戴伊先生中年的時候曾經去看過一個精神科醫師，這位醫師開鎮定劑給他，但是戴伊先生已慢慢戒掉了。

　　第三次面談的時候，戴伊先生說起一個夢到在地底下旅行的夢境。在夢裡他不知道要往哪裡走，也沒有人可以商量。戴伊先生自己認為這個夢與當年昏倒之後，在小村莊抉擇要去見牧師或是醫生的情景有關聯，而當時他兩者都沒選。我說我認為這個夢境是關於現在他所面對的選擇：是否要繼續與我進行療程，而他擔心自己會再次選擇放棄，便沒有人可以聽他說話了，現在對他來說，能在離開世界之前把一切弄清楚，的確比以前更有急迫性。戴伊先生說自己並沒有意識到這一點，但是對我的詮釋感到很有興趣。這次面談結束時，我提出如果能與戴伊先生的妻子共同進行面談會比較好，只要她也同意我們三人每隔一週進行一次一個鐘頭的面談，並且不限制治療期。戴伊先生很願意讓妻子加入，並同意下一次治療帶妻子一同出席。

◎ 評述

戴伊先生是一個願意承認自己才是問題配偶的實際例子，與本章開頭所提的例子「韓德森太太：退休是惡夢的開始」剛好相反，韓德森太太認為問題都出在丈夫身上。由於戴伊先生偏激的自我概念以及對妻子的觀感，我懷疑是夫妻關係中的投射過程讓他變得失能了，因此我決定要延長評估期間到三週，以便決定是否要讓戴伊太太加入療程。之後我發現這對夫妻關係中存在著一個分裂過程，過程中所有樂趣與活力都集中在戴伊太太身上，同時戴伊先生變得呆滯且憂鬱。我先假設戴伊先生背負了某部分妻子的憂鬱，就像戴伊太太現在凝聚了戴伊先生所有的能力與活力。為了說明這個分裂的存在，我認為與戴伊夫妻同時工作會更加方便。

督導的指導幫助我看到了戴伊先生在消極中所表達的憤怒，也許是對並非首選的妻子感到憤怒，並且因為讓妻子當女強人，讓問題更加嚴重。雖然戴伊先生有著少將的外表，但可能為了維持溫柔的父親自我形象，以及公開挑釁的行為，因此對自己缺乏信心。

在精神動力工作上具有鼓勵作用的表徵，是戴伊先生在第三次面談提到的夢境，夢所帶來的潛意識素材像是禮物一樣的珍貴。儘管戴伊先生態度消極，提到夢境在很高程度上顯示戴伊先生有興趣且願意合作，幫助我們通往他的潛意識。那個夢表示戴伊先生需要談談，但是也顯示了他對於在心理與情緒這些「地底」探險所抱持的矛盾感。以一個高齡患者來說，戴伊先生對牧

師所做出的連結，足以讓我相信他在意識與潛意識上都警覺到死亡，因此更有繼續面談的迫切性。戴伊先生對於我對夢境詮釋的回應，再次證明他已經準備好要接受治療了：他把意識與潛意識做出了清楚區分，而且似乎有興趣對潛意識方面做更多的探索。

✠ 希望與失望 ✠

> 在初次的幾次面談我為這對夫妻感到充滿希望，但是後來他們不斷告訴我治療並沒有改變任何事情，因而又感到失望。如同希臘神話中的潘娜洛普（Penelope）一般，戴伊夫妻似乎在面談之間又不斷重複拆毀建立起的內容，我卻很難與他們面對面的提及這個造成損害的過程。

　　在評估期間與聖誕節假期結束之後，戴伊太太加入了與先生隔週一次的面談。戴伊太太給了我堅強的第一印象，她沒有化妝，有著簡單的髮型並向後梳齊，而且穿著可以說是很簡單。但是戴伊太太無疑的渾身散發著感官魅力，讓我對戴伊先生抱怨太太對性沒有興趣感到疑惑。戴伊太太立刻開始一連串對丈夫的抱怨，並將丈夫形容為什麼事情都要她來做的「蔬菜」，雖然戴伊先生一直都很依賴她，但是，直到五年前戴伊先生都還「沒問題」。戴伊太太的生活圍繞著兩隻狗，一隻是他們自己的，另一隻是戴伊太太 90 歲高齡母親的狗，他們已經與母親同住多年。

戴伊太太每天都會帶狗兒們去散步，而戴伊先生現在漸漸不陪著她一起去，讓她覺得很生氣。戴伊先生在太太發表這段言論的時候，看起來卻非常柔順，只淡淡地說散步現在對他的身體負擔太大了，戴伊太太馬上還擊說道，他愈是不動就愈不能動。很顯然的，她對丈夫如此在意生理狀況感到焦躁，也因為戴伊先生不願意向她伸出手來感到很不耐，雖然可能真的會造成他某些不適。戴伊太太語帶悲傷地說，她覺得很孤單，很想念散步時丈夫的陪伴。她說現在丈夫花大部分的時間癱在扶手椅上，兩個人幾乎不太說話了，覺得這段婚姻好像已經不是伴侶關係了。戴伊先生隨後說起妻子說過自己不再愛他的事情，還有自己有多受傷。面談快結束時，戴伊太太告訴我她感到很絕望，並問我：「這一切會有結果嗎？」我多少感到很訝異，因為我非常驚訝於這兩個人有多麼的坦白，看起來他們似乎會開始談談了。

接下來幾次面談，出現了一個模式，戴伊太太抵達之後會面帶哀戚，不斷抱怨自從上次面談之後丈夫的行為，戴伊先生通常不會為自己辯護，但是看起來既尷尬又受傷。我常會覺得自己想站在戴伊太太那一邊，催促戴伊先生回到正常的生活狀態，但同時我也試著抵抗這種衝動，因為我看得出來這只會讓他更退縮、更被動。

我得知戴伊太太的父親是個法國人，比她的母親大了有30歲左右。她的母親聽起來是個非常嚴厲的人，戴伊太太記得母親曾關上鋼琴蓋夾住自己的手指。戴伊太太說母親堅持小孩子們要在父親回家以前就早早上床睡覺，所以雖然戴伊太太非常景仰父親，卻很少有機會看到他。戴伊太太與母親並不親近，並形容她

第五章　高齡夫妻

是一個冷酷的女人，成年之後也曾因為母親的批評而感到受傷。自從老母親搬來與他們同住之後，他們以她為中心重新規劃生活，例如午餐時間幾乎不出去吃飯，因為母親喜歡有人幫她準備好現煮的午餐。當母親無法再獨自生活之後，他們將母親接到他們的小屋裡去同住，所以現在房裡沒有多餘空間讓他們繼續在家從事有興趣或喜歡的活動。

戴伊太太的母親也像戴伊先生一樣整天多半坐著，除了簡短的回答問題外都不太說話。戴伊太太為母親的安靜找到了理由，是因為她後半生都是獨自過活的緣故。令人好奇的是，戴伊太太與丈夫一樣，也描述了一個包含老鼠的童年故事。她說當自己還是小女孩的時候，有一次在一間小小的戶外小屋由外向裡瞧，想要找一支鑰匙，然後因為看到一隻老鼠張著紅色的眼睛瞪著自己而驚聲尖叫起來。

戴伊夫妻結婚幾年之後試著要懷孕，但是都不成功，所以他們領養了一個小男嬰，之後兩年，戴伊太太生下了一個兒子。兩個孩子的少年時期都與父母親相當疏遠，讓戴伊夫妻對孩子們滿懷愧疚。他們與親生的兒子比較親密，這個兒子已經結婚也有了小孩，而他們卻形容領養的兒子是冷酷又漠然的人，這個兒子在一段不快樂的婚姻之後已經離婚了。

戴伊太太知道丈夫過去曾訂婚過，我認為她因為戴伊先生一直與前未婚妻保持聯絡始終感到焦躁不安。戴伊先生提到自覺比不上太太，她來自一個環境良好的家庭，不像他自己。他也說道妻子對性不感興趣，戴伊太太憤怒的回答說，戴伊先生已經讓她孤單這麼多年了，所以自己現在生理上並沒有做任何準備。

◎ 評述

　　與戴伊夫妻剛開始工作的狀況，反映出強烈正向反移情作用所帶來的問題。每當這對夫妻回來再次開始抱怨的時候，我都感到相當失望，因為我以為前一次的治療我們達到了不錯的成果。但是我當時無法思考這些抱怨對我、與對整個治療的攻擊，我很難想像他們攻擊我，可能表示被我理想化的移情作用正加諸在他們身上，把他們當作我可以共享時光的年老雙親，而且他們也樂於與我相處。

　　督導的指導讓我終於能正視這些攻擊，我也變得更能警覺到自己有時會加入戴伊太太一起批評她的丈夫，如同他們有時會團結起來一起對付我一樣。我也觀察到有一個更老的母親與這對高齡夫妻同住所造成的影響。他們被迫回到了像小孩一樣的狀態，在集權暴君母親之下以兄弟姊妹般的狀態共同生活。在集權暴君母親之下，戴伊先生的被動態度似乎也在與岳母爭奪著妻子的注意力。在移情作用中，我可能與他們專制的母親帶來相同的感覺：無感、專制又愛批評。

✠ 相互攻擊與怨恨 ✠

　　在療程的第一個假期過後，出現了以團結一致攻擊我的方式來實現的負面反移情作用，對他們來說我似乎代表著有權勢的、有親密關係的夫妻。同時他們持續地向對

第五章　高齡夫妻

方挑釁，戴伊太太對丈夫無止盡的批評，以及戴伊先生報復性的被動態度，結果就是他們完全無法以令兩者都滿足或新的方式建立起交集。

當戴伊夫妻回到面談時，戴伊先生就說他認為他們沒有半點進展，他又說治療只是把舊傷疤再次掀開，讓他們更痛而已，他們之間的關係並沒有改善，他自己也沒有感覺比較好。戴伊太太沒有說什麼，但是看起來相當沮喪，而且似乎同意這些面談毫無用處。她又再次抱怨覺得自己像個囚犯，還要同時照顧母親跟丈夫。戴伊先生於是提到有一次他對妻子感到相當生氣，當時他正在非常燥熱的天氣之下裝潢房間、油漆天花板，他漆完之後妻子走進房間沒有稱讚他的努力，反而指出幾滴掉落在地毯上的油漆漬，戴伊先生當時氣得頭昏腦脹，從此沒有在家裡漆過油漆。面談結束後，當他們起身離開時，戴伊先生轉過頭去問妻子，下下週面談的時間他們方不方便來，我心中一塊大石落下！

他們兩週之後回來，告訴我他們開始看一個電視節目，節目中有一些露骨的性愛鏡頭，結果他們反感的關掉電視。於是我把它與他們如何避開自己的性關係連結在一起，戴伊太太看起來很疑惑，不知道他們夫妻之間究竟出了什麼問題，因為他們過去有過相當棒的親密關係，幾乎「好過頭了」。我反問她是不是「好過頭所以不能繼續」，因為如果他們之間的關係好到過頭了，想到這種美好的共同生活有一天會結束，他們可以預見晚年生活會變得非常痛苦，所以還是用這種不愉快讓一切混亂痛苦的關係做為終結比較好。之後我們又討論了關於戴伊先生前未婚妻的陰

影，就像是油漆漬一樣，永遠留在他們的關係裡。

下一次的面談中，我們花很多時間討論自從戴伊先生退休之後他們如何分攤不同的家事。戴伊太太似乎對丈夫要做一些像是洗衣服、吸地板與鋪床等這類她認為這是女人的工作感到很困擾，戴伊先生則覺得這是他唯一能做的，而且他滿喜歡這些工作。我很能體會戴伊太太的觀點，她覺得丈夫不做家裡周邊男人該做的工作，卻要搶走家中女人的工作。後來督導指導我時，我觀察到他們也爭論著誰要做輕鬆的工作，戴伊太太似乎想把所有輕鬆的工作都攬在自己身上。

接下來的面談，他們抵達時看起來開心多了，還一起笑著跟我分享了一個笑話。有一個修理工人在午餐時間到他們家裡工作，他誤解了戴伊太太的問題，以為是在邀請他一起共進午餐，其實戴伊太太只是問他吃飯了沒，還好這位工人沒有接受邀請讓他們鬆了一口氣。然後他們開始提到當家裡的公狗發情的時候，要想辦法把兩隻狗隔開。當我提到性的議題時，戴伊太太說當她還是少女時，母親曾經對她做出傷人的批評，指控她很淫亂，也因為戴伊太太在家裡擁有重要地位而批評她。戴伊先生也提到他在退休之後參加了美術學校，但是後來因為老師過於武斷批評而中途放棄。他們都回憶過去很喜歡一起去打保齡球，但是卻沒有理由就中斷了。

再下一次的面談，戴伊先生滔滔不絕的回憶著他職業生涯中的故事，他說現在因為引進電腦與其他新科技的緣故，狀況已經很不一樣了，他難過的承認即使軍隊讓他回去工作，他也沒有辦法勝任同樣的工作了。然後他們開始爭論現在戴伊先生拒絕做任

第五章　高齡夫妻

何事情，他說園藝等活動會造成太多身體不適，戴伊太太不同意
這個看法，認為他做的愈少，就愈不健康。我發現自己對戴伊先
生感到有點不耐煩，所以我問他避免身體不舒適為什麼如此重
要？戴伊太太說現在丈夫不陪她散步，是讓她最不開心的地方，
她說她不能與丈夫分享散步的愉悅，戴伊先生被激怒了，說妻
子在家跟本不跟他說話。我告訴他們，我認為這個關於散步的討
論，就是他們把怨恨在兩人之間來回傳遞的表徵。

◎ 評述

　　事後回想起來，我可以看出復活節假期之後，出現了一個針
對我的強烈負面移情作用。對面談毫無進展的抱怨特別激烈，因
為對戴伊夫妻來說，我變成了一個純批評的存在者，將焦點集中
在他們夫妻關係中的污點上，像是地毯上的油漆漬一樣。在潛意
識裡我認為他們就像嘲笑修理工人一樣，無意識的在嘲笑我，因
為我以為他們希望有我的陪伴。他們集中火力攻擊我這個在移情
作用中代表著還有親密關係的夫妻，把我當作發情的狗，必須要
與伴侶隔開。因為我相對年輕、擁有假期而且有度完假還能回來
的工作崗位，好像我在他們面前誇耀著自己的價值一樣。如果我
當時向他們解讀他們潛意識裡對我的負面情緒，應該會有幫助，
並且向他們表示，面對類似因為我在假期中將缺席所激起的悲
傷，這類批判性的情緒是常有的手段。當戴伊先生提到失去工作
帶給他悲傷情緒時，他們兩人很快又開始鬥嘴。我常會被捲入爭
吵中，和他們一起忽略過去所失落的，以及未來可能面臨失落所
帶來的哀傷。

123

　　這次面談所獲得的素材，顯示早期對父母婚姻關係的體驗如何影響著他們自己的婚姻關係。他們都不能忍受關係中有任何瑕疵，例如地毯上的油漆漬，戴伊太太似乎無法忍受污漬不批評丈夫，而戴伊先生則無法忍受妻子的批評。這對夫妻間的關係，注定要補償父母的不佳婚姻關係，同時他們也不知道該如何面對還有性能力的夫妻，不論在移情作用中是以我或是狗為代表，或是剛結婚時試著懷孕的自己，因為他們都沒有體驗過擁有和諧夫妻關係的雙親。取而代之的是已經內在化的夫妻雙親。他們所激起的情緒，可能因此受內在攻擊的支配，就像我有時會在移情作用關係中遭到他們的攻擊一樣。這類攻擊可能會在他們的內心世界導致「殘存的」夫妻雙親（Fisher 引用自 O'Shaughnessy, 1995），是已經受損且會繼續造成損害的自我認同資源。

✠ 治療中的突破 ✠

　　持續討論戴伊夫妻之間的怨恨，終於讓某些對彼此、在移情作用中對我的正面情緒得以釋放。相較於上一次假期，因為假期接近而喚起的預期失落，這一次帶來的是悲傷的情緒。

　　接下來的這次暑假前一個月進行的面談，我將會更詳細的敘述。戴伊夫妻心情好多了，他們告訴我戴伊先生開始跟妻子散散步，而且也一起出去走走，或是與兒子、媳婦與孫子一起出門。

我問他們說的是哪一個兒子，戴伊太太告訴我是親生的那一個，她又補充說道領養的那一個兒子已經離婚了，而且沒有小孩，戴伊太太又說著她認為如果當初這個兒子也生了小孩，說不定就能夠維繫住與太太的關係。她又說有個人需要自己來照顧也比較好，像是她自己的母親，因為這可以幫助她忍受丈夫。我問她如果沒有母親要照顧的話，會不會忍受丈夫呢？她笑了，說自己也這樣想過。我說戴伊先生可能也在善用這個狀況，因為他知道妻子要照顧母親所以不會離開太長時間，戴伊先生酸酸的回答說：「我不是故意的。」

接著戴伊先生說了自從上次面談之後自己作的兩個夢。在第一個夢裡，他身處在一個空曠的地方，一個像是飛機庫一樣的地方，有許多長得很像的人他們正在吃燉牛肉，但是沒有刀叉可以使用。第二個夢境是一間「建造精良」的維多利亞式房屋，有一間地下室公寓，戴伊先生在夢裡與一群男人檢查著公寓的細節，然後夢境轉到一間有很多小立方體的大建築物，他覺得這棟房子好像是給小孩用的，而且還感到很沮喪。戴伊先生醒了過來，並問妻子幾點了，這對戴伊先生來說是非常少見的狀況。

飛機庫讓他想到海軍用的庫房，所有出現的男人都長得像索普先生，他是戴伊先生與妻子去散步途中認識的人。索普先生的太太現在因為膝蓋問題住在醫院裡，戴伊夫妻感到疑惑，索普先生沒有太太在身旁要怎麼過活呢？戴伊先生說他很喜歡與索普夫妻一起散步，因為他們走很慢自己可以跟得上，而戴伊太太則早就晃到前頭去了。接著戴伊太太抱怨自己必須照顧母親，好像除了自己就沒人可以做這件事一樣，她很生氣，所以最近故意不去

整理花園。整理花園一向都是她一手包辦，因為戴伊先生不幫忙，因此她說他們已經不再是伴侶關係了。

我問起關於第二個夢境，但是戴伊先生無法有任何相關的連結。戴伊太太說她最近在報紙上看到有小孩被父母關在房間裡以便與他們的朋友隔離的新聞，是個很悲慘的故事，戴伊先生則表示自己不記得看過這則報導。

我表示，第一個夢境讓我想到戴伊太太最近要去醫院（因為一個小型手術），戴伊先生於是說自己也因為前列腺手術而去過醫院，手術很成功，現在藥物治療也已經結束了。我認為這個夢是關於戴伊先生意識到死亡，是擔心誰會先走，還有擔心像索普先生一樣被丟下的情形。戴伊太太立刻表示同意，並注意到在夢裡沒有人端食物出來，也沒有東西吃，然後她提到了戴伊先生幾年前發生過一次崩潰，那時候戴伊太太走到哪裡，丈夫就跟到哪裡，甚至站在廁所外面等她出來，以前戴伊先生只要妻子一離開眼前就會很擔心。他說自己現在還是會這樣，他想起有時候跟岳母一起在家等妻子回來，愈等愈煩躁（因為她晚回來了）。他會跟岳母說：「來吧！我們該去睡覺了。」好像可以把妻子神奇的召喚回家似的。另一次當他與妻子出門散步的時候，天色漸漸開始暗下來，然後他突然暫時看不到妻子在哪裡，很害怕妻子會發生事情，當戴伊太太終於走回他身邊時，戴伊先生很生氣。

我將第二個夢境與之前的詮釋連結在一起，將之視為第一個夢境所表達的焦慮感的進一步闡述，我說這個夢的呈現是因為戴伊先生生命的燈火漸漸削弱，而激起了像小孩一般感到絕望與孤獨的感覺。另一方面我也認為，只要戴伊先生維持絕望與依賴妻

第五章　高齡夫妻

子的狀態，他就會感覺妻子永遠不會死也不會離開他，可是一旦他變得較為積極之後，他的恐懼就變成怕自己會失去妻子。另一方面，同樣的戴伊太太只要一直感覺自己被母親與丈夫需要，自己就永遠不會死。換句話說，他們達成了一個潛意識的共識，就是他們可以抗拒死亡。

這次面談結束之後，戴伊先生問我他該怎麼做才好，而意識到這些感覺能幫助他改變嗎？我說我認為他想要的是我的保證，並且依賴又絕望的向我求救，面對誰先走、誰會被留下的不確定性是很痛苦的，我瞭解他們出現這種擔憂，是因為想瞭解更多，也希望自己可以藉此改變。我告知他們一個月之後的暑假計畫，並結束這次面談。

下一次面談他們仍然表示事情毫無進展，我感到特別的失望，因為我覺得在夢境解讀上我們做得不錯，因此很期待再見到他們。他們提到與戴伊太太的母親同住是一大負擔，我說他們大概也覺得等著看母親死去還有暗自希望她快死，這種想法造成的愧疚感是一大負擔。暑假前的最後一次面談，戴伊先生說他幾天前「大吼大叫了一番」，當時他一個人外出，突然覺得自己快要昏過去。我於是提到詮釋夢境時說過的對死亡的恐懼，令我訝異的是，戴伊太太承認自己有時候會擔心散步時中風，因為她的父親曾中風過許多次，顯然戴伊太太害怕同樣的事情會發生在自己身上。她也語帶哀傷地說丈夫不再一同去散步，不再能夠一同分享這些時光。戴伊先生也難過地說他們過去曾是如此的親密，他們過去常一起參觀美術展覽，而且馬上能直覺的知道對方喜歡的是哪些作品。

　　我將戴伊先生的「吼叫」與因為暑假要到來而引發的擔憂連結，也與他們過往的失落感相連結，包括預期到自身的死亡。戴伊先生直接了當的問我如果他決定要再次獨自出門，他怎麼知道自己不會再次發作？我說我認為如果他能找回更多自我活力，找回往日夫妻的良好關係，那麼他就必須要準備面對自己的生命已走到終點的事實。同時如果他們關係依然糟糕，那麼他對死亡就沒有什麼遺憾了。面談結束之後，戴伊先生轉頭問我：「這些蠢事是什麼時候開始的？」我說那些蠢事是因為你注意到了自身老化、生理狀況衰退，並產生道德感的緣故。

◎ 評述

　　這次包括更多細節的面談，顯示療程已有所突破，這是六個月以來的第一次，戴伊夫妻也認同是有進步的一次。我認為轉捩點是上一次面談時，我抓緊了他們對彼此表達的怨恨。數個月之後，在數次面談中我們又回到了相互怨恨的議題，而他們意識到自己的情緒，大大的幫助他們不被這些情緒所征服。我的督導指出，每當又出現怨恨的主題時，戴伊先生就會從退縮被動的狀態中走出來，重拾他的思考能力，並能夠為面談提供有幫助的想法。直到後面的面談我才終於能承受他們在移情作用中對我的怨恨。

　　他們所提到的夢境是最好的潛意識素材，也反映了他們在療程中的結盟關係。當我對夢境做出詮釋時，其他像是戴伊太太說她們領養的兒子的婚姻，可能會因為有小孩而有挽救的餘地，還有戴伊太太照顧母親因而讓她與丈夫守在一起等，看起來都是彼

此關聯的素材。戴伊太太提出的一些連結也很有幫助，因為這更清楚地讓我們明白夢境是他們之間共有的素材，我也逐漸能夠從他們之間的關係出發進行詮釋。我想我從以戴伊先生的觀點來詮釋夢境，轉移到思考夢境到底呈現戴伊夫妻關係中的哪些事實，所呈現的是從與單一個體工作轉移到與一對夫妻工作的困難之處。我一開始聚焦在夢境的移情作用意義，且將個人的內心世界納入優先考量，但是就像 Warren Colman 所寫的，焦點是：「夫妻間的互動，如同治療的目的本身所顯示的」（Colman, 1993, p. 73）。於是我把戴伊夫妻對配偶關係共有的移情作用納入焦點，並在有關連處將他們個人對彼此與對治療師的移情作用也納入連結。

我對在夢境中顯示抗拒死亡的詮釋性假說，也可以部分解釋戴伊夫妻對治療的抗拒，例如，他們會在面談之間將成果摧毀。Evelyn Cleavely 寫道：「改變或許會遭到抗拒，因為改變可能感覺起來像是要威脅生命本身，因此夫妻之間可能無意識的同意讓希望存在，但是永遠只把它留在角落」（1993, p. 67）。

對夢境詮釋是成功的，因為戴伊夫妻談論到對於誰會先死的恐懼，與他們自己死亡時的恐懼，於是新的素材突然出現了。有時候我聽到驕傲於自己年輕又有活力的戴伊太太說出這些恐懼時，我感到相當驚訝。某些焦慮感，特別是嬰孩害怕被丟棄的恐懼，毫無疑問的因為我的暑假接近而被挑起了，但是我認為嬰孩對依賴的恐懼，是因為這對高齡夫妻意識到了生理衰頹的「敗壞」而被強化的。我認為因為我們在面談中處理過，他們開始著手處理這些擔憂，並有了對悲傷情緒更高的容忍度。

戴伊夫妻過完暑假之後回到治療，帶著和之前同樣的抱怨，我那時有更多時間，所以決定要提供他們每週一次的面談，因為我覺得兩週一次面談間隔太長了。我們仍然在大量的負面情緒中掙扎，他們多半都表示什麼事情都沒有改變，因此感到絕望。我驚訝的發現戴伊夫妻都提到了幼時關於老鼠的記憶，我認為這反映出他們之間，以及他們與我之間發生某些殘酷的事情。我在聖誕節前的一次面談終於有辦法正面面對他們對我的攻擊，當時他們正抗議著小孩子們用玩具槍射殺鳥，所以我表示，是他們扼殺了我們的工作成果與所有的希望。戴伊先生說他在 20 年前兒子離開他們，家裡只丟下兩個老人之後，就感覺情況愈來愈糟糕了。抱怨減少了。聖誕節假期過後，當他們帶著假期計畫回到治療時，更加顯示狀況有了改善。戴伊太太找到了一家母親可以入住的地區安養中心，讓他們夫妻可以單獨出遊，這是他們已經非常久沒有過的體驗。

小結

生命晚期所遇到的困難，如果早些發生的話會比較容易承受，這些困難會在夫妻關係中造成緊張與要求，因為它們激起了因老化而出現的失落與其他遭遇過的困難。退休以及孩子離家，代表高齡夫妻又再度被拼湊在一起，而且通常比過去的時光更加緊密，可能還包括要處理自身與伴侶的疾病或衰老，甚至是他們父母親的老化與疾病。重提往日的埋怨與牢騷可能會被當成試圖減緩痛苦與絕望的手段，尤其是在親眼看到伴侶或自己生理與心

理上的衰弱，自己變成了看護或是病人而不再是愛侶時。在病患本人來說，承受像是憂鬱症等心理疾病的折磨，可能會加劇這種狀況；在配偶來說，則讓她或他在面對自己因老化而產生的種種脆弱時，更加難以承受。

　　配偶治療，無論是與單一治療師或與另一位治療師配合進行，都需要監控在配偶間與在治療師之間進行的個人移情作用，並且參與病患對治療師的移情作用，以理解配偶關係中潛意識的面向。當夫妻中的一方被定為關係中問題來源時，投射性自我認同可能表示著這位配偶背負著另一位配偶認為難以承受的情緒，且因為對依賴與失落的恐懼，投射性自我認同可能以侵入性的方式來呈現，用來擁有或掌控。隨著老化的發生，絕望與依賴感的復甦可能也會喚起過去尚未解決的戀母情節包括內含的與外含的議題與困難，以及與夫妻關係過去產生的嫉妒與背叛記憶連結，並在與治療師的關係中呈現出來。不斷翻舊帳、揭開舊傷疤與往日的怨怒，可能比失落與生理失能的悲痛，或者面對因為伴侶死亡而產生的最終失落及被拋棄感，更容易忍受。

高齡者的諮商與心理治療：從精神動力觀點出發

第六章

極脆弱高齡者與其
照護者的團體治療

引言

　　高齡者的團體治療已經有很堅實的體系，團體心理醫師及高齡精神病學家 Sandra Evans（2004b）也已經提供我們一個清晰的歷史與發展架構。Caroline Garland（2007）曾詳細撰寫過關於以精神分析學途徑研究「第三年齡」的團體與團體治療，敘述患者混齡參與的好處，並提出了一個鮮活的例子，是有關一名女患者參加一個由很多比她年輕的患者所組成的團體治療因而受益的案例。Garland 認為像社會照護中心這類地方，不容易出現年齡摻雜的團體，她強調不能與高齡者被動性妥協的重要性，並稱這種被動性是一種「高齡的詛咒」（the curse of the old age）。她發現因為被動性的特質，「老化本身所隱含的怨恨，可以有意識與潛意識地與同一個情境中的任何一個人溝通自如，因此讓對方也覺得自己有照護的責任，因而有同樣程度的內在怨恨」（p.

106）。

本章旨在透過長期照護中心裡，非常脆弱的高齡者與其照護者的團體治療，討論這種高齡者的被動性。在長期照護中心或「持續」照護中心的大部分高齡者，幾乎都在 70 到 80 多歲之間，患有數種疾病，因此讓他們重度失能或高度依賴。高齡治療團體的持續照護病房都是隸屬於國家衛生事業局的醫院，這些持續照護患者與醫療人員之後被轉移到其他由私人部門所管理的社會福利照護中心（Terry, 1998）。這些患者大部分都依賴輪椅行動，只有很少部分的人能夠在醫護人員的幫助下行走。將近半數的患者曾經中風過，大約近三分之一則有癡呆症狀，一小部分的患者患有風濕性關節炎、癲癇、骨折或糖尿病，有些則有語言損害或是無法說話、無法進食或吞嚥的狀況，大部分的患者都會失禁，將近五分之一有聽力或視覺障礙。有些患者已經瀕臨末期，但是所有患者都會住在照護中心直到死去，許多患者已經住在這裡超過十年了。

一篇有關醫院持續照護中心高齡者的觀察報告（Clark & Bowling, 1989）證實了過去有關高齡者被動性妥協的研究。以及我個人在長期照護中心的臨床經驗，也應證了上述有關被動性的敘述。這篇研究發現高齡患者之間缺乏溝通的事實，只有偶爾在醫護人員與患者之間有「意見」的傳遞，或者說在病房內有許多「爭吵」式的互動。這些高齡患者大多數都被形容為「超然的」，「完全沒有顯示任何偏袒或是情緒性參與、顯出毫無興趣且不相干的樣子」。這篇研究認為，即使醫院或照護中心多元的「彈性」原則，照護機構仍然具有程序化與控制的特點。我親眼

看到照護人員如何以非常死板的飲食起居制度來「服務」患者，早上叫他們起床、餵他們吃飯、「如廁」然後帶他們到日間室或者活動室，然後在傍晚讓他們上床睡覺。

　　接下來我將描述的團體，是在一個長期照護病房進行，包含一週一次、每次一個小時，與所有高齡患者及照護人員的團體面談。我希望建立一個高齡團體，這個團體能避免造成機構制度的僵化。當我決定要建立這個團體時，我瞭解病房裡造成聯繫與互動障礙的一些因素，我知道自己傾向於直接與照護人員在「支援」團體中面談，而非與他們所照護的高齡者直接接觸，這些我會在第九章中提到。在初次與高齡患者和其照護者的面談上，我打破了這種慣例，發現自己有一段時間是在預謀為團體選擇患者，在這個過程裡，那些極度失能與有「困難」狀況的患者是被排除在外的。

　　我與患者單獨見面，向他們解釋這個治療團體的意義：這是一個討論他們過往人生經驗、在病房裡的生活面向、對逐漸走向生命終點所抱持的想法與感受的機會，甚至是討論他們夢境的機會。我向他們保證他們無須硬性參加，但是如果事後他們改變心意想參加的話，我隨時歡迎；或者如果他們同意參加，之後也可以選擇退出。有些患者看起來幾乎沒有把我說的話聽進去，但是也沒有一位提出異議。有幾位顯得很積極，說他們認為這個治療是個好主意，讓我覺得他們應該能用他們精彩的人生故事幫助團體中的其他患者。

　　當我與之前未被選中的患者們分別談話的時候，我痛心的發現為何他們大部分都沒有一開始就被推薦加入團體，因為這些患

者傾向態度抽離，有些耳朵聾了，有些已經失語，其他患者則是語無倫次或是表現出困惑的樣子，有少數患者身體發出異味或令人感到噁心，有些甚至無法坐在輪椅上，而是半坐半躺在豆袋或搖椅上。

我認為我不願意與長期被照護的患者有情緒上的連結，是一種照護人員慣有的潛意識情緒，即使我下定決心要克服這種感覺，但我卻一再逃避，使得這種因預期接觸所引發的基本恐懼更加明顯。這個過程幫助我瞭解到，為何照護人員總是說他們沒時間與患者談天，這中間當然有因為過量工作與人手不足的真正困難，但是我認為他們是因為要與患者相處而擔憂：和我當下的掙扎是一樣的。

照護人員大部分的工作時間都奉獻在那些「重度依賴」患者的生理照護與健康上，只有少數幾位工作人員負責安排「活動」，這些活動通常在離病房較遠的特別空間進行，患者可以在白天自行參加。這種安排讓 Miller 與 Gwynne（1973）所說的病房裡的「倉儲」意識型態（"warehousing" ideology），以及在他處進行的「自由精神」意識型態（"horticultural" ideology）之間有更大的距離，倉儲意識型態主要目的在延長生命，自由精神意識型態目的則是在活動中促進患者的獨立自主性。我認為照護人員有意識到必須與患者有更多接觸，特別是關於他們的生活狀態。更進一步的，如果他們能幫助患者善加利用所剩的一些能力，那麼他們必須面對令人不安的限制：也就是還能帶這些老人做些什麼呢？

所有的病房都以堅固的城堡命名，接下來我將敘述我稱之為

第六章　極脆弱高齡者與其照護者的團體治療

「瓦立克」（Warwick）病房的團體治療。病房裡大約有 20 名患者，瓦立克病房是典型的、有三分之二女性患者的病房。第一週約有八到十名「被選上的」患者參加團體，之後當沒有被選上的患者也加入之後，每週都大約有 15 到 18 名患者參加。團體面談在一間白天工作室進行，有三名患者中途停止參加，其中兩位是公開的不出席，另一位則與他每週來訪的親戚串通，讓拜訪時間與面談時間重疊。有時候有些患者因為病情不佳而留在病房裡，大約五到六位當職照護者會參加，但並非總是出於自願，有時候是因為病房護士們與醫院管理人員堅持要支持這個團體治療，有些照護人員則留在病房照顧留下的患者。

大約半數患者坐在輪椅上，其他人坐在醫院的扶手椅上，只有一兩位坐在從家裡帶來的普通椅子上。患者們被安排在半邊的工作室裡圍成長方形，因為室內有兩根柱子讓我們無法圍成圓形。常常我進到房間裡時，照護人員會推著患者坐到柱子之前，所以我想他們大概認為我希望患者要相互可以看見彼此，這是一個古怪的習慣。當照護人員移動患者換位置好讓他們看到別人時，被移動的人幾乎沒有反應，好像看不看得到都無所謂似的，只有兩位患者乘坐電動輪椅，因此可以自行移動。

要讓照護人員停止質問或是勸患者開口說話，都要花一點時間，特別是治療剛開始的時候，或者是當眾人陷入沉默時。在多數的面談中，很少患者開口說話，但是我試著鼓勵等待患者開口的態度，也鼓勵照護人員談談他們的想法與感受。不過，常常是當我走進房間時，其中一位有著腫脹雙腿的患者布萊福特太太，會用像學校老師一樣的聲音語帶嘲弄地說：「安靜，Terry 先生

來跟我們說話了！」

團體面談

✠ 觸及被動之下的憤怒 ✠

> 對患者感到憤怒的事物進行詮釋，讓他們的抱怨與後悔
> 得以抒發。接下來的面談中，空氣中出現了些許活力，
> 接著透過分享悲傷情緒而產生了親密感。

　　一開始，我就提醒大家這個團體的目的，波特先生與布朗太太兩位患者，用非常滿足的語調簡短地說了關於自己的人生，兩個人都以表達對照護者的感謝作結。然後照護者開始催促患者說話，這讓我很生氣，我說如果患者們覺得必須要當乖孩子，也要對照護者心懷感激的話，那麼他們可能會很難表達心理的感受，特別是如果他們覺得自己必須以這種方式結束生命因而感到生氣又絕望。

　　其中一位男性患者，伍德先生看起來似乎同意我的說法。他是一個身型高大的男人，陷在輪椅的一邊，讓輪椅顯得很小，他的眼鏡有點不平衡，伍德先生困難的從眼鏡後望出來。他的衣服上有食物掉落的痕跡，他給我的感覺是個小心謹慎的人，但是他說話含糊不清，我大部分都聽不懂。但病房護士雪莉可以聽得懂

伍德先生說話，因此重複了他所說的。伍德先生冗長地說著入院的經過，還有因為沒有被告知要接受長期照護感到很憤怒，他當時以為自己在病房裡只會做短期的停留。

第二次面談時，患有嚴重關節炎與帕金森氏症的波特先生，細細說著他的人生，他對現在如此絕望的狀態感到沮喪，他試著將自己與其他患者進行連結，表示自己過去是位菜園老闆，認識坐在他對面的庫波太太。庫波太太有著一頭捲曲的銀髮，閉著眼、頭垂到胸前似乎睡著了，庫波太太沒有回應波特先生，前五次面談大部分的時間她都保持沉默，且看似睡著了（當沒有被選中的患者們在第六次面談加入時，庫波太太終於說話了，她談到她有多想念一年多前去世的另一位女患者）。

在第三次面談時，我注意到所有的女患者都坐在一邊，面對所有的男患者。其中一個比較活潑的女患者巴特勒太太，坐在電動輪椅上，似乎在挑逗著重度失能的羅伯斯先生。他看來似乎不會說話了，並藉著枕頭支撐坐在椅上。巴特勒太太不斷的向他做手勢，並且與其他女患者咯咯嬌笑，羅伯斯先生張著沒了牙齒的嘴，微笑回應她。團體中很少人說話，除了照護人員問患者問題，試圖讓他們開口說話。好幾位患者看起來睡著了，其他人則盯著空氣發呆。這個情景讓我想起年輕男女各自排成一列、面對面跳舞的場景，尷尬的咯咯笑。於是我說對他們而言，像這樣住在這裡一定很痛苦，好像到了一場舞會卻再也無法跳舞了。

過了一陣子，之前從沒說過話的候茲沃斯先生，開始說起自己以前是位鋼琴家的事情。他是一個瘦小的男人，雙頰凹陷，聲音微弱且中氣不足。他背後墊著枕頭支撐，常常看起來像睡著

了、疑惑甚至退縮。當我與照護人員進行初步討論時，他們給我看了候茲沃斯先生早期的照片，他與他的樂團就在鋼琴旁邊，還有他婚禮上的照片，照片中的人是個短小精幹、雙眼明亮有神的男人。候茲沃斯先生說得不多而且很辛苦，他伸出手讓我們看到他又長又優雅的手指。佛格森太太有聽力障礙，常常徒勞無功地與聽力輔助器奮鬥，她注意看著候茲沃斯先生的手指，並說那是鋼琴家的手，候茲沃斯先生回答說自己再也不能彈鋼琴了，然後痛苦的啜泣起來。

◎ 評述

我認為這幾次的初期面談，顯示了對高齡患者來說，要表達負面情緒有多麼的困難，特別是他們如此脆弱卻又必須倚賴照護者的憤怒。我對於憤怒的詮釋，是來自於對自身反移情作用的理解，似乎讓某些患者從必須表現良好、態度愉悅且滿足的壓力中解放了出來。這數次面談也明顯的看出，某些患者有多麼不願意與其他患者有所接觸。庫波太太表達了因為其他患者去世而感到的懊悔情緒，顯示了患者有時候會嘗試避開與他人接觸，以避免更多失落的折磨。當患者之間出現了較多活潑的互動，就像第三次面談的「舞會」一樣，這種接觸讓他們痛苦的憶起過往的生活，還有濃烈的悲傷；至於透過逃避與退縮手段來避免的痛苦，是一種相當生動的描繪。後來有照護人員抱怨，認為面談太令人感到沮喪了，這些抱怨表達了他們對悲傷感到不舒服，這些悲傷來自於患者間產生了接觸，也表示照護人員為了避免悲傷情緒的影響，會錯誤的促成病房裡的被動氣氛。

❧ 來自疾病與殘酷失落的折磨 ❧

> 當沒有被選中、失能狀況較嚴重的患者加入面談時，出現了一股殘酷與折磨的氣氛，並因為第一個假期接近而更加嚴重。針對因放假而激起的失落情緒做了詮釋之後，才恢復了某種程度的寧靜，患者們也能夠談論當照護人員不在時，自己有多想念他們。

從第五次面談開始，病房裡所有的患者都參加了面談。從這次開始，直到第六次面談，發生以布萊福特太太還有病房裡年紀最大、高齡九十多歲的史密斯小姐為中心的殘酷橋段。布萊福特太太是一位新的患者，比其他人年輕又健康，這兩人之前都沒有參加過面談。布萊福特太太就是那位雙腿浮腫、像學校老師一樣說話，在我進房間時告訴其他患者要安靜的人。史密斯小姐則是一個矮小、充滿皺紋的老太太，像乾癟版的手偶「普奇與朱蒂」（Punch and Judy），大咧咧的把腿伸在一張凳子上坐著。有時候史密斯小姐會叫她的貓的名字，那隻貓在她入院的時候被送給別人養了，有時候她又會說想見「愛蜜莉」，我們猜測是她的姊妹。她會不停的對空氣說話，很顯然的她在病房也這麼做，不過也常會與坐在身旁的鄰居對看，臉露微笑、和藹可親。史密斯小姐說的大部分內容都毫無意義，因為聽起來像是過去對話中的一部分，她會向照護人員與其他患者說話，好像他們是她過去所認

識的人。她也不等別人回答，別人回答後也會被她忽略，或者把回答當作她另一段對話的內容。

　　布萊福特太太加入了史密斯小姐的對話，用來取笑她也娛樂眾人，特別是照護人員會跟著她笑。有時候她會因為史密斯小姐叨叨不絕而生氣，然後叫她閉嘴。或者，像戲劇性旁白一般，布萊福特太太會大聲呼喊說，看到這個「老甜心」（old dear）這樣說話令人多麼的傷心。我認為其他患者被這些嘲弄給逗樂了，也是一個諷刺的諧擬。我表示，因為年老與絕望而感到自己愚蠢不已是多麼的恐怖，好像患者永遠都是老的，而照護人員永遠都是年輕的一樣。

　　第七次面談時，就快要接近面談的第一次暑假休息時間時，一位定期參加面談的護士缺席了，這次面談被史密斯小姐與坐在他身旁的佛司特太太所佔據。史密斯小姐再次重複老舊的對話，而佛司特太太過去從來沒有發言過，總是閉著眼像是睡著一般坐著，這次面談時偶爾會突然從椅子上跟跟蹌蹌的向前傾，像是從死亡中甦醒過來一樣，張大雙眼、驚聲大叫並明顯的在回應史密斯小姐。佛司特太太說的話無法理解，因為她口齒不清且內容混亂，只是在聲調上聽起來像是在回應史密斯小姐，而史密斯小姐看起來好像很享受於奚落佛司特太太。這兩人的瘋狂雙簧持續了一陣子，我感到絕望、受折磨，覺得繼續聽下去我會發瘋。我終於表達自己的看法，認為所有患者被家人、朋友與工作人員給拋棄，一定感到相當煎熬折磨，就像我要去度假一樣。

　　就在第八次面談之前，鋼琴家候茲沃斯先生過世了。有一段面談時間都沒有人談到他的死亡，於是我提起這件事情，以及死

亡可能在眾人心中激起的感受。患者們幾乎都沒有什麼反應，取而代之的是史密斯小姐又傾身向前，讓我們陷入了她天馬行空的對話裡。我認為，史密斯小姐是利用瘋狂的對話，從這種因假期將近被激發出來的被拋棄感中抽離出來。一位資深護士愛菈生氣的表示不同意，告訴我說我的假期對患者們來說沒有那麼重要。畢竟她自己就是史密斯小姐的主要照護者，當愛菈去度假時史密斯小姐並沒有想念她，因為史密斯小姐知道會有其他人來照顧自己！

　　之後，愛菈說自己不同意我對候茲沃斯先生的死亡所做的詮釋，她認為並不是候茲沃斯先生的死讓患者們與照護人員們感到沮喪的，因為多數患者與照護人員都跟候茲沃斯先生沒有交集，倒像是他的死亡提醒了她還有其他人，讓他們想起過去失去的親友。我同意她所說並向她道謝。

　　當五個禮拜的暑假結束，回到面談時，病房裡來了一位新患者薛特太太，她在晚年時失明了。她坐在一張扶手椅上不太移動，頭斜向後靠望著天花板，但是不斷地說：「護士小姐、護士小姐，可以來幫我嗎？」不管是照護人員或患者回答她，好像都無所謂，因為她不知道自己要什麼，而且很快又會用哀愁的語調開始喊人。她與詹姆士太太是好朋友，詹姆士太太是一個嬌小的婦人，重聽很嚴重，帶著一副度數很深的眼鏡，讓她的眼睛被放得很大。詹姆士太太之前都沒有發言過，她坐在薛特太太旁邊，並不斷口齒不清的向她保證，說自己會幫助她的。

　　之後，詹姆士太太開始盯著布萊福特太太看，於是布萊福特太太開始生氣，因為她不願意被盯著看，即便詹姆士太太解釋說

她認出了布萊福特太太，因為她有個親戚是郵差，而且認識布萊福特太太。這是僅僅第二次在病人之間發生了清楚明顯的連結，且是來自他們入院之前的生活，即便他們全都來自於鄰近地區。在發現這個連結之前，布萊福特太太與詹姆士太太住在同一病房至少兩個月了，但是這個聯繫卻不怎麼受歡迎。

下一次面談時，布萊福特太太與佛斯特太太提早被從濱海度假地送了回來，顯然對度假地的工作人員來說，這兩位老太太很難應付。佛斯特太太在整個面談時間中都在尖聲大叫，就像她之前做過的一樣，她向前傾，睜大雙眼像看到鬼似的，大叫著聽不懂的話。照護人員說，她的那位定期會來探視的高齡男性同伴陪了她一起去海邊，在佛斯特太太被送回來之後繼續留在濱海度假地。我說她一定很想他，佛斯特太太看起來就冷靜了一點。之後，波特先生說起當固定照護人員不在時，自己有多想念他們，他說當他們不在時自己就必須忍受「那些年輕小伙子」，這些年輕人照顧他時不僅不懂他，也不懂他的「疼與痛」（aches and pains），伍德先生似乎很贊同這種說法，但是他含混的口齒讓我很難聽懂內容。護士雪莉坐在伍德先生旁邊，知道伍德先生在自己沒有參加面談時想念她。雪莉看起來很疑惑。我提醒她說在暑假前的兩次面談，她都因故缺席，所以伍德先生很想念她，雪莉聽了非常的感動。

◎ 評述

當所有的患者都參加面談之後，透過史密斯小姐與佛斯特太太的干擾對話，很明顯的可以看出之前被排除在外的是些多麼折

磨人的狀況。要將患者的疾病對身體組織的影響與心理學的闡述脫鉤，是非常不容易的，但是並非不可能，無論如何，針對心理學面的構成要素多加思考是相當重要的。在所有的病房裡都有像史密斯小姐與佛斯特太太這樣的患者，似乎活在自己的世界裡，說著過往的對話，這些患者很容易被當成具有失智症等組織結構上的損傷，因而輕易的被忽略掉。就如同 Valerie Sinason（1986）在某些心理障礙的患者身上所觀察到的，我認為其中某些高齡朋友已經發展出一些對抗因衰弱疾病造成創傷的防衛機制。他們所受到的創傷，正是 Winnicott 所形容在關於生命的誕生，「經驗著某件事情，卻不知道何時能夠終結，這種狀況有著令人難以承受的特質」（摘自 Sinason, 1986, p. 150）。這類創傷可能在晚年發生，因為高齡者完全不能確知痛苦會持續多久，直到死亡才能終結各種折磨。也許他們期待著藉由死亡從折磨中解放出來，但死亡同時也令他們害怕，而這種害怕會引發出精神患者的防衛機制。Pearl King 發現有時候對死亡的恐懼，會藉由退縮到精神錯亂的狀態中來逃避，因為她對許多高齡者的分析發現：「他們無意識的將心理健康與依然活著的狀態連結在一起，所以如果他們能夠想辦法從生活中跳脫出來，他們就不會死」（1980, p. 159）。

我認為 Robert Hinshelwood 的「戲劇化」概念在思考史密斯小姐與他人顯然毫無意義的對話相當有幫助。Hinshelwood 在一個治療性社區團體工作上，提到「戲劇化」的概念做為社區成員「表現焦慮感與抗拒焦慮感」的手段（1987, p. 75）。在第一次暑假休息過後的面談，我感覺到史密斯小姐與布萊福特太太代表

全體患者參與了描繪患者樣貌的工作，將患者描繪成照護人員可以幽他們一默，或是將這些「老甜心」嬰孩化的樣子，同時也顯示患者如何與照護人員合作，來維持患者的這種自我防衛機制。照護人員可以將他們自身的無助、依賴感與無價值感投射在患者身上，這時候患者就像 Simon Biggs（1989）所指出的，幾乎無法挑戰這種投射。下一章我會繼續檢驗這種反移情作用問題。

　　照護人員在自己童年時所經驗過的嬰孩依賴，可能會在患者身上倒轉過來，甚至是他們與自己年邁雙親、祖父母之間，未解決的衝突等，都可能被付諸行動。照護人員經常利用自我防衛機制來維持高齡患者與年輕照護人員之間的分別，這讓他們迴避自己有一天也會又老又失能的恐懼，就像他們的患者一樣。這類分別可能會讓患者對照護者的嫉妒火上加油，尤其是他們會覺得只有照護者擁有正常的身心能力，而且他們可以自由離去，甚至可以回到自己的家與家人身邊。布萊福特太太，那位有著腫脹雙腿的患者，腳常常穿不進鞋子裡，更別提走路了，她常常會奚落照護人員「想不想站在我的鞋裡看看啊？」（How would you like to be in my shoes?）因為，她太清楚在前面等著這些照護者的老化幽靈是什麼樣子了。

　　兩位老太太間瘋狂的對話，隨著假期接近而漸次增強，這傳達了患者對醫院的感受，讓他們覺得自己也快被逼瘋了：例如，這麼多人來來去去，激起他們無數關於過去、現在與未來失去的悲傷感受。我對患者們因為候茲沃斯先生的死所引發的失落感，以及即將來臨的假期做了解釋，愛菈對解釋的反應顯示，照護者不願意承認他們自己對患者的重要性，以及患者對他們的重

要性。對此，我後來才稍微瞭解。愛菈告訴我當她還在受訓的時候，她與一個高齡患者非常親近，當這位患者過世時，愛菈傷心欲絕，我認為她是在告訴我她不會讓這種事再次發生，因為失去的痛苦太難承受。在我為照護人員所開設的研討會上，當我們要討論從 Doris Lessing 的《珍‧蘇莫斯的日記》（*The Diaries of Jane Sommers*）（1984）中擷取關於死亡與哀慟的主題時，我遇到了非常強烈的反對聲音。這本日記記錄了一位年輕女子與老婦人之間的關係，老婦人進入了長期照護中心，並且在中心裡過世。這個研討會常常會被臨時取消，因為照護人員抽不出身來參加。有一個照護者更擺明地說她不會再來參加，因為她無法「承受哀慟」。

照護人員不只是要不斷面對患者的死亡，這些死亡也讓他們必須與自己害怕父母死亡的潛意識嬰孩恐懼正面對決，更必須面對自己死亡的議題。否定死亡的念頭總還是讓我感到驚訝，多數時候是發生在我的內在。我走進一個病房的團體面談，注意好幾張椅子是空的。在我穿過病房的路上，我經過了一張空的病床，這張床本來住著一位我認識的婦人，她現在去世了。那次面談上很少人說話，除了史密斯小姐持續不斷與空氣對話，佔據整個面談時間。直到面談結束，我才與一位照護者一同離開，詢問後才得知那位婦人已經過世。我認為布萊福特太太完全瞭解，照護者是絕對不想「站到患者的鞋子裡」的，因為患者對他們來說是「矛盾消息的傳遞者」（Biggs, 1989, p. 47），因為患者會帶來關於老化、生理健康衰頹、損傷與死亡的消息。

「例行公事化與控制」的飲食起居制度，以及照護者不斷

輪替的傳統輪班制度，即使他們承諾了「以人為本」的態度，仍然是避免照護者與患者有進一步交集的例子（Menzies-Lyth, 1960）。這樣一來，他們無意識的為自己辯護，為何沒有像患者所希望的，提供一天 24 小時、像家庭般的照護（Martindale, 1989b），並且也能避免與終究會死亡的患者產生痛苦的情感牽連。照護者可能會接收到來自患者因為被離棄所反射出來的情感，特別是患者覺得自身毫無價值的情緒。那些與高齡者工作的人們，也受到社會歧視態度的影響，認為這類工作位於職業階梯的底層，何況高齡者常被視為社會上「無生產力或無潛力」的一員（Biggs, 1989）。

✠ 從一首關於愛和死的歌中獲得親密感 ✠

> 我的反移情作用在兩次面談中，分別啟發了不同動機的團體唱歌：在第一次面談中唱歌，造成了患者與照護者間的分裂，第二次面談中，唱歌則帶來了些許親密感。另一個假期的接近，再次在面談中激發出被迫害性的互動。

兩週之後，面談再次被失明的薛特太太所佔據，她不斷叫著：「護士小姐、護士小姐，你可以來幫忙我嗎？」布萊福特太太則不斷用嘲笑的語調回答她，答應她一些荒謬的承諾。例如，布萊福特太太答應帶薛特太太去找她的姊妹，薛特太太也以同樣

虛偽的口氣回答:「喔,真的嗎,你真好。」這一切對我來說是
殘酷的揶揄或諷刺,反映出照護人員對患者開空頭支票安慰他
們,只為了嘲弄並且表示自己比患者有能力。

　　之後,因為薛特太太有一副好嗓音,因此被大家要求唱歌,
她照辦了,然後其他人包括史密斯小姐都一起加入,唱著像是
「就是現在,我們要說再見了」(*Now is the hour, when we must
say good-bye*)、「讓家裡的爐火燒著……」(*Keep the home
fires burning...*)還有「我有一大堆可愛的椰子」(*I've got a
lovely bunch of coconuts*)[1]等等歌曲。我對這個狀況感到愈來愈
不舒服,看起來像是「老人就該這麼做」的諷刺漫畫似的,我覺
得自己不能把這個想法說出口,因為會破壞這樣的氣氛。大家唱
完歌之後,我注意到一位男患者羅素先生,他患有帕金森氏症、
失智症且視力極度惡化,他傾身向前伸手愛撫史密斯小姐的胸
部,直到被照護人員阻止。之後一位患者與照護者用開玩笑的語
氣說要擺出「茶與餅乾」(tea and crumpets),因為很明顯的沒
人想要喝茶。然後護士雪莉用挑逗調情的語調向薛特太太形容我
的長相,我覺得我們像是在欣賞尤物,照護者們像是青少年一般
向又老又虛弱的患者們炫耀他們的性吸引力。

　　六週之後我帶了一個麥克風來,因為我擔心耳朵不好與說話
聲音過小的患者,我希望有支麥克風會有幫助,但是也害怕患者
因此受到約束,不過患者們很開心有麥克風,讓我放心多了。庫
波太太本來很少說話,她透過麥克風對大家說她覺得我們都是

---

[1] 譯者註:三首歌曲皆為老歌(1913; 1914; 1944)。

「笨蛋」（barmy），然後咯咯笑了。波特先生親切的問薛特太太願不願意為他唱一首歌，兩個人相互取笑了一會兒後，她同意唱歌了，但是有點吞吞吐吐。在護士一同開口唱歌的幫助下，她唱了「丹尼男孩」（Danny Boy）。之後我們注意到薛特太太又開始小小聲的對自己唱著這首歌，這次唱得字字清楚而且感情豐富，藉著麥克風的幫助，我們沉浸在一場感人的演出氣氛，我感到一陣心碎的悲傷，照護人員與患者們也都淚滿盈眶。

這次面談的後半段時間，我發現中風且失智痴呆的瓊斯太太正在手淫，護士要她停止。當我提高聲音提出對手淫的疑問時，好幾位照護者眼露不同意的望向我。然後有一個較年輕的男性照護者說起他在療養院中與年輕被截肢者的工作經驗，他們會請年輕女子來替患者手淫。這次面談快結束時，薛特太太問伍德先生是不是住在她以前家裡附近的一條街上，伍德先生回答是，現在已經失明的薛特太太說，她記得以前看過伍德先生。我認為這次面談相當感人，後來才知道，照護人員與患者們也這麼覺得。

最後，我想敘述另外兩次面談，是在期中休息之後接近聖誕假期之前發生的。薛特太太仍然是這兩次面談的中心，不斷折磨人叫著：「護士小姐、護士小姐，你可以來幫忙我嗎？」其中一次面談，薛特太太坐在史密斯小姐的旁邊，史密斯小姐一如往常叨叨絮絮說著想像的對話，且漸漸與薛特太太憂傷的呼喊開始纏繞不清。原來是，薛特太太似乎認為史密斯小姐的姊妹「愛蜜莉」會帶她出去散步，然後薛特太太提出要把自己的姊妹介紹給「愛蜜莉」認識。史密斯小姐看來似乎很樂在其中，但是漸漸失去耐心，對薛特太太說了數次「閉嘴！」逗得照護人員與患者呵

呵笑。

　　接下來一次的面談延續了同樣的風格，除了薛特太太坐在一位輔助護士的身旁，這位護士塞棉花糖到薛特太太嘴裡或餵她喝冷茶，來讓薛特太太保持安靜。不論何時間薛特太太想要什麼，她都會回答說她很害怕，但是不知道在害怕什麼。愈來愈多人對她生氣，布萊福特太太也加入了要她「閉嘴！」的行列，其他照護者與患者則嘲笑她。薛特太太毫無反應，好像聽不到別人說的，或是只聽得到她想聽的。當輔助護士逗她說要餵她吃「蘇格蘭（威士忌）與巧克力」時，她拒絕了威士忌但接受了巧克力，很明顯即使沒人理她，她也不在乎。一位年輕工作人員很驚訝我沒有在薛特太太日復一日這樣說話時，像照護人員一樣動怒。面談結束之後，我覺得自己做了一些相當嚴厲的詮釋，當這些詮釋被患者與照護人員忽略的時候，我好像會被迫說出更傷人的解釋。

◎ 評述

　　我認為在兩次唱歌的面談之間，有非常大的差異。第一次唱歌是由模仿薛特太太與布萊福特太太間的對話所引發，好像讓患者再次感覺自己被照護者嘲弄。唱歌似乎是對高齡者的刻板印象，讓我想起 Sinason（1986, p. 132）所形容過一個殘障的孩子，行為表現得像「村裡的傻子」（village idiot），且「寧願逗大家笑，而不是暴露正常與不正常之間令人難以承受的差異」。同樣的，這些高齡者們也可以將自己刻畫成快樂小丑，或是老甜心們，不在乎身邊發生了什麼事情，而只快樂的一起唱唱歌。

在我第一次帶了麥克風去的那次面談，我認為患者們因為我對聽力障礙患者們的關心，以及想為他們做些事的意願而感動了。面談中出現了些許活力與幽默氣氛，讓眾人想起了因薛特太太美麗的歌，而帶出對往日快樂時光或悲傷的回憶：那是一首關於愛與預見死亡的歌。這次面談中出現的親密感，是建立在兩位患者的連結上。薛特太太記得過去眼睛還看得見時，曾經看過伍德先生，這是類似的表達第一次受到肯定。

性在兩次面談中都是主要議題。第一次面談中，我認為照護人員在患者面前炫耀著她們的性吸引力，卻又禁止羅素先生觸摸史密斯小姐的胸部，這個狀況讓握有權勢的照護者與又老又無權勢的患者之間，產生了區別。相反的在第二次面談中，照護者對手淫的回應就有了比較多的關懷，甚至認同患者。我對於瓊斯太太的手淫有多種看法，一方面性與死亡之間看似有無可避免的關聯，就像歌曲中所寫的一樣，另一方面性可能是我們用來幫助自己跨越悲傷情緒的手段。這個插曲同時也提醒了我，患者們在病房裡有多麼缺乏隱私。

最後提到的兩次面談呈現了非常不同、迫害性的氣氛。在這兩次面談中薛特太太同樣哀傷的叫著：「護士小姐、護士小姐，你可以來幫忙我嗎？」聽著這樣的聲音是非常折磨人的，因此引發之後的憤怒與嘲弄。像薛特太太這樣的患者有如此偏激表現的時候，我認為多少是想要克服自己的生命已經不受自己控制的感覺，還有如此絕望與依賴他人的感受。這種偏激行為使得面談中的偏執精神分裂的氣氛一直揮之不去，而我對此有嚴苛詮釋的傾向，也顯示我已被捲入這種氣氛中。當我在督導者指導下反思這

個問題時，我瞭解面談中這種惱人的對話交換，沒有哀傷與悲痛
情緒存在的空間。或許薛特太太唱的歌中，那些美麗與悲傷的事
物所帶來的憂鬱感受太難以忍受，特別是要同時面對因為聖誕假
期接近而引起的痛苦情緒。雖然我表示薛特太太害怕死亡，而這
個害怕也是許多其他患者所共有的，但是在磨人的面談互動過程
中，這種詮釋是沒有意義的。薛特太太在數週之後無預警的過世
了，我想起她唱歌的那次面談，歌曲已預言了她的死亡：

　　噢！丹尼男孩，風笛正在召喚

　　從山谷間到山的另一邊

　　夏天已走遠，玫瑰都已枯萎

　　你得遠走，而我守望家園

　　當夏天回到草原上的時候，你回來了

　　或是當山谷沉靜下來，因雪而白了頭的時候

　　我會在這裡，不論是晴或陰

　　噢！丹尼男孩，我是多麼的愛你

　　如果你在百花俱殘的時候前來

　　而我已經死去，香消玉殞

　　你會來這裡，到我長眠之地

　　跪下來和我說：你好

　　我會聽見，你輕柔的足音

　　我的墳塚將會更溫暖而甜蜜

　　因為你傾身對我說你愛我

我會在平靜中安息，直到你來我身邊

Fred E. Weatherby 填詞

患者與照護人員對面談的反應

　　每幾個月，我都會與照護人員單獨見面，討論有關面談的事情。起初的幾個月，照護人員抱怨面談「很沉悶」、「無聊」、「令人沮喪」，他們顯然對於我不設定聊天主題或是不向患者提問感到很困擾。他們告訴我患者說團體面談是「浪費時間」，而且要付我費用是「可恥的」。有幾位資深護士也提出怨言，因為我讓他們的工作人員心情難過。

　　團體面談開始之後的六個月，照護人員態度的轉變讓我非常驚訝。資深護士愛菈告訴我，在面談過程中她的心情如何發生轉變，她敘述自己現在用多不同的眼光看待伍德先生這個中風、口齒不清的患者。之前愛菈很少想到關於伍德先生的事情，但現在她可以看得出來伍德先生經歷過很多事情。我也聽說一位患有帕金森氏症的患者佛格森太太對病房護士說：「我的眼睛不會一直要閉上了，你覺得會是因為團體面談的緣故嗎？」因為她過去都將眼皮睜不開怪罪於帕金森氏症。我很高興聽到這個消息，因為團體面談可能提供佛格森太太另一個思考自身狀況的角度，因此讓她勇於睜開眼睛去看周遭的事物。但無論如何，我聽到這個消息的那一週面談上，佛格森太太坐在我的正對面，眼睛閉得緊緊

的！12 個月之後，照護人員對面談又再次出現負面情緒，表示面談似乎就只是我不斷談論死亡而已。

小結

　　成立這類團體的多年之後，我每次走過醫院長長的中央走廊去參加患者與照護人員的面談時，都會發現自己仍然充滿恐懼，並沒有比過去輕鬆。不過當我開始寫這本書的時候，我發現我寧願把這些幫助我建立與支持團體治療的經驗與學習，視作理所當然，我知道這可能是個人問題，但是我認為自己愈來愈認同於我的高齡患者們。老年時的心理與生理衰頹，加上現今社會對高齡者的觀感，代表隨著年紀增長所擁有的經驗與智慧將遭到忽略。這些個人資源則可以幫助高齡患者忍受那些年輕人無法忍受的狀況。

　　團體的發展顯示我高度的矛盾，特別與這些極度脆弱的高齡者有更深入的交集上。在思考我個人的反移情作用之後，我興起了建立患者與照護人員團體治療的念頭，也讓我得以持續工作下去。這代表在我瞭解自己的興趣與熱情的同時，也必須承認自己有一種潛意識的恐懼，以及對高齡患者們的憤怒。

　　我揮之不去的恐懼中最核心的部分，是與患者們接觸而引發對死亡的恐懼。中年的時候，我讀了 Elliot Jaques 在〈死亡與中年危機〉（*Death and the mid-life crisis*）論文中所描繪的景象，受到了很大的震撼。他在文中提到分析一名患者作的夢，他認為這個夢「象徵著對死亡潛意識的恐懼與經驗」。在夢裡患者死後

躺在棺材裡，身體被切成一片一片，但是全以一條神經串起到她的腦子裡，所以她可以感受到所有的事情，她知道自己死了，但是不能說話也不能動（1965, p. 236）。這個夢中景象與某些病重且重度失能高齡者的真實生理狀況相符，而且可能會在失智症早期恐怖地重現。與高齡患者近距離接觸，相當於正面面對自己最恐怖的死亡幻想，無意識的幻想於是無法與現實區分開來。其中所包含的創傷，與災難後的倖存者所面對的很相似，他們被迫面對了自己與他人的死亡。與災後倖存者的精神分析學工作，都發現災難所帶來的長期影響，包括對符號性思考有障礙，因為「無法再滿懷信心地體驗思考、想像與幻想，因為無法和外界劃清界線了」（Garland, 1991, p. 509）。因此，我自己與患者和照護者在思考上的困難，都很有可能與對死亡的幻想有關，而在現實世界中，患者們都在自己生理與心理狀況中深刻體驗著這些幻想。

另一個對思考產生攻擊的來源，是來自患者與照護人員對我有意識或無意識的嫉妒。我可以自由來去，不像患者與照護人員必須在病房裡長時間待著。當那位輔助護士問我，如何能夠忍受薛特太太的叫喊而不生氣時，這個問題有個令人討厭的答案，因為我一週只要忍受一個小時，對我來說當然比較容易。照護人員們怎麼能夠承受每天都與患者密切接觸，而且日復一日的循環呢？我相信如果他們的感受能夠受到重視與理解的話，可以幫助他們承受這一切。

照護人員最關心的是患者的生理狀況，因此我認為自己所扮演的角色，是提醒眾人為患者與照護者考慮更多。最困難的是，

儘管時時考慮患者的生理與心理狀態，卻不知道這些狀態如何相互影響。我發現自己很難全盤接受患者疾病的所有醫療細節，也很難忍受來自他們身體狀態的外貌、聲音與氣味，因此對照護人員所給予的親切照顧，我心懷敬佩。讓我能持續挑戰我的自我防衛機制，避免與患者有更多交集的，是因為我瞭解這種自我防衛會剝奪照護人員對不補償性期待的滿足感，也正是這種滿足感讓他們與我自己能持續工作下去。

有時候患者孱弱的生理狀態以及可理解的嫉妒情緒會造成一股被迫害的氣氛，妨礙了哀悼，特別是對死亡的哀悼。我也發現自己有時會被捲入這種氣氛中，因此做出對患者與照護者可能帶有批判性的詮釋，我的督導幫助我注意到自己有壓力，希望自己不只是陪著患者與照護人員，而是要表現得很積極且表現出某種姿態，我必須要壓抑自己想規勸患者們快快恢復健康，並回到正常生活的衝動，但是這種態度就像 Dorothy Judd（1989, p. 148）所指出的，會是對患者所剩生命的否定，以及對他們所感悲傷的否定。單純只是陪著患者們，代表著要面對死亡帶來的憂鬱、面對「好像無藥可救」（Pasquali, 1993, p. 187）的寂寞感，且瞭解無論是來自宗教信仰的希望，或是以下一代子孫的方式來延續生命，或是某醫生的妙手回春，「死亡感覺起來仍然是空洞的」（p. 189）。

當我安靜的與患者們坐一起的時候，我總會覺得自己與他們最相像，又老又憔悴。Ruth Porter 在一篇對老人病學小組的精神分析心理治療的論文中指出，有必要將患者對於自己外在與內在的損傷所有的感受，以及疾病所帶來的結果，與反移情作用中所

引發的對生理健康的擔憂區隔開來（1991, p. 484）。在開始團體治療之後，有一陣子我變得更加在意自己的健康狀況，也覺得自己更脆弱，這當然不是偶然狀況，雖然我並沒有真的生病，至少沒有比之前在其他機構工作時更衰弱。有好幾次，我結束了團體治療。離開病房前往與臨床心理學部門同僚們的會議，我很難為情的發現自己衣冠不整而且衣服上多處沾有食物殘渣。在一次團體面談中，一位新的患者不斷向我大叫：「滾出去！」我當時感覺很受辱、也很受傷，我完全不被需要，而且我最好是低下頭再閉上嘴巴。這件事情喚起我痛苦的想法：不知這些高齡者中有多少人能感覺到這些被羞辱的滋味。

被這麼多的疾病、創傷與絕望所包圍，我想在患者與照護者的內心世界裡，想必是那些毀滅性的情緒佔了上風。「丹尼男孩」那段動人的表演帶來了辛酸的美麗與哀愁，特別是當患者們覺得可能再重拾內在與外在世界中，愛人與被愛的信心時，能欣賞所愛人事物的美麗，且哀傷的預見自己的失落。這讓我想起 Donald Meltzer 在《美的領悟》（*The Apprehension of Beauty*）中形容，嬰兒被母親的美所震懾住了，這裡的美，特別指母親所提供的所有愛與照顧，也震懾於驚覺母親的失落。Meltzer 將人生理解為一段維持對美的領悟的追尋，「其中最重要根本的，是領悟到其毀滅的可能性」（1988, p. 6）。這些為極度脆弱高齡者與其照護者的團體治療，正是這種追尋的例證，也是一個紀錄，記錄了在試著幫助他們與照護者在生命走到盡頭時承受磨難，卻繼續維持對生命之美的熱愛的過程。

第二篇

間接治療性諮商

高齡者的諮商與心理治療：從精神動力觀點出發

第七章

年齡歧視者的態度與行為

引言

　　Freud 在 48 歲時做了一個惡名昭彰的宣言,「接近或超過 50 歲後,(精神分析)治療所倚賴的心理過程的靈活性,就會無可避免的缺乏了」(Freud, 1905b, p. 264)。Freud 的年齡歧視主義顯得特別正中要害,因為他本身在持續修改與發展其理論的能力上,顯示了超凡的心理敏捷度,一直持續到他八十多歲過世為止。在 Freud 做出宣言將近一百年後,即便已經出現許多與高齡者治療性工作的成功例子,但是在 2003 年一項針對臨床心理學實習生所做關於與高齡者工作的觀感調查仍然發現,許多實習生與 Freud 同樣悲觀。有些實習生認為,他們受到高齡者自己認為自己「老到無法改變」想法所影響,也受到文化假設的影響,像是「老狗學不會新把戲」等。即使是那些認為高齡者有改變可能的實習生們,也認為改變「沒有什麼意義,因為他們能從中受益的時間太短了」,而且「他們最後都還是會死」(Lee et al., 2003）。

最近有報導指出，在英國許多高齡者到醫院去進行例行性的手術，結果卻變得營養不良、全身蓬亂不潔，然後被晾在一旁等死（Morrison, 2006）。報導這個事件的記者推測，護士們用來做為忽略高齡者行為辯護的理由，應該是老人「反正就要死了」。當然我們所有人反正都會死，但是這種辯護理由反映了投射性自我認同的自我防衛，這種防衛之下，在年輕的護士、記者與臨床心理學實習生們的心中，對死亡的恐懼是與自身毫無關係的，這種態度也反映到了患者身上。想當然耳，如果讓高齡者挨餓又置之不理，的確是會讓他們害怕自己還活著。年齡歧視主義有許多面向，本章主要在檢驗投射性自我認同中，無意識面向的年齡歧視主義，特別是驅策人們使用防衛機制的深層恐懼。

投射性自我認同並非一個單純的過程，因此我也會檢驗支持年齡歧視主義的對等投射過程。例如在一個高齡者的心理治療團體中，一位婦人用嘲弄的口吻對其中一位治療師說：「你什麼時候才會停止長大！」（When are you going to stop growing!）（Personal Communication, Mark Ardern）。這位治療師年約四十多歲，覺得雖身為治療師卻手足無措，而且對自己與毫無進展的團體之間所營造的關係感到絕望。當這位老婦人如此質問他時，他感到進退兩難、不知道該如何作答。這位老婦人無法善用團體來改變自己，把對發展成長能力的期待投射到治療師身上，並表達得很具體，好像治療師生理上還在長大一樣。同時，她也利用將治療師嬰孩化來模擬成長的能力，這可以視作是對治療師相對年輕所產生的嫉妒，但是這個嫉妒的攻擊是由於老婦人將自

己的發展成長能力，投射到了治療師身上所引發的。老婦人因為感覺自己的能力早已耗盡，因為這些能力都只在年輕的治療師身上出現，讓她感到憤怒（關於深層嫉妒投射過程的更多理解，請參考 Symington, 2001, p. 49）。這個攻擊使治療師出現無助感，因此老婦人所做的嬰孩化諧擬，其實是試圖否認依賴感的存在，並有效的將自己不要的絕望感投射到那位治療師身上。

對老化的核心恐懼之投射：依賴、孤獨與死亡

年齡歧視的投射只會跟被歧視者的時間年齡有極微弱的關係，而與生理與心理狀態較為相關。但是仍然和某些特定的事實與老化相關，它們會給予年齡歧視投射現實一些誘因。進入高齡期時，個體在生理上會出現無法否認的衰頹，因此我們更有可能再次變得依賴他人的照顧，隨著同時代的人死亡，我們的社交圈銳減，並且面對我們自身不可抗拒的下台一鞠躬。被分裂且投射在年齡歧視態度中的恐懼，與對老化現實的核心恐懼相連結，即依賴、孤獨與死亡（Terry, 2006）。我將以相對的投射性自我認同描述分別討論這幾種恐懼，以及加劇了投射性過程的「深層恐懼」。

✠ 依賴 ✠

對依賴的恐懼會在治療師或照護者與高齡者之間投射，
特別是在嬰孩化的態度與行為上。這類恐懼可能反映了
嬰孩期或童年時在依賴關係上遭遇到的問題，特別是當
嬰兒沒有被足夠的擁抱，同時暴露在反整合的恐懼之
下，將更為嚴重。

有人可能會疑惑，先前提到團體中的老婦人為什麼要切割和
嘲笑成長與發展的能力。當她自行剝奪了自己的發展性能力，並
將之投射到中年的治療師身上，嘲笑他是一個還在長大的年輕小
伙子，即表現出自己認為治療師不值得依靠的觀點。畢竟這一個
這麼年輕又沒什麼經驗的人，能夠給予高齡者們什麼幫助呢？這
同時也是避免對治療師有任何可能依賴的手段，同時讓治療師感
到無助，進而確認他是無用的。

依賴的投射是雙向的，例如有一位精神分析師記錄了他與高
齡患者的工作經驗，敘述他接到一位 65 歲婦人的來電，詢問精
神分析治療的空檔時間。她給了治療師非常強烈且深具說服力的
印象，治療師發現自己仔細的指點婦人要怎麼找到他的診療室，
好像「她是一個無助的老太太，因為年紀的關係，什麼事情都要
跟她交代兩次」（Hinze, 1987, p. 472）。他之後回過頭來檢視
這段無意識的反移情作用過程，並做出結論，認為自己不願意在

面對這位讓他想起強大母親的老婦人面前，感覺到自己渺小又無助，換句話說，因為他擁有能夠回頭省視自己的無意識面的能力，才能理解到自己是出於對嬰孩依賴的恐懼，而把自己的無助投射到了老婦人身上。

　　最能夠看見對依賴的恐懼，也許是表現在擔憂遭受像中風或失智症等疾病折磨之後的結果。下面我將引用一段由一位在失智症小組的日間活動室工作的臨床心理實習生，所做的觀察報告之節錄（關於觀察報告的進一步資料，將在第十章中討論）：

　　活動室裡坐著幾位高齡者，除了觀察者以外沒有照護者在場。一位婦人說：「有人偷走了我的一罐餅乾，小偷是誰我們通通心裡有數！」她死盯著另外一位婦人看，但是這位婦人沒有說話，也沒有回應的打算。哈特先生穿著西裝打著領帶，一個照護者走進來對他說：「比爾把外套脫掉，這裡太溫暖了。」接著，那名照護者離開。哈特先生看著填字遊戲書，一語不發。他的妻子來訪，坐在哈特先生的旁邊，惱怒的對丈夫說：「筆在哪裡？如果你又要弄丟筆的話，我就不再給你了！」瑞德太太本來看起來睡著了，睜開眼睛看著觀察者說：「沒有筆了。」另一個照護者走進來，遞給瑞德太太一杯茶，並告訴她小心不要打翻了，瑞德太太試著把茶杯與茶碟放到地板上，照護者告訴她應該放在哪裡，接著照護者離開。哈特先生的妻子告訴丈夫把茶給喝了。

這些受失智症折磨的高齡者們，無疑地也在和失落奮鬥著，像是經驗著丟失的一罐餅乾與遺失的筆一樣，他們正痛苦的失去自主性以及清醒的頭腦。無論如何，照護者與來訪的妻子都加劇了這些失落，因為他們將這些高齡者嬰孩化了，將他們當作小孩來對待是將依賴投射在他們身上，並有效的從這些高齡者身上偷取最後可能僅剩的獨立思考或行為的能力，好像只有照護者與來訪的親戚們才擁有任何自主的能力一樣。

在這個失智症小組的日間活動室的觀察報告節錄，描繪出投射過程的力量，在這股力量驅使之下，照護者無意識的必須阻止患者想取得自主性的嘗試，並藉以保證羞辱性的嬰孩依賴的存在：

瑞德太太試著要從椅子上站起來，一個觀察者很害怕她會跌倒，瑞德太太摔回椅子上，之後她試著站起身，當一名照護者進來時，瑞德太太終於站起來了，照護者對她說：「艾琳，坐下，不然你會摔斷脊椎！」瑞德太太立刻坐下了。觀察者很驚訝，照護者離開了。瑞德太太再次嘗試，這次觀察者覺得想鼓勵她，想要對她說：「加油！妳可以的！」另一個照護者進來，並對瑞德太太說：「坐下！不然妳會摔倒。」瑞德太太又試了一次，照護者不耐煩地說：「坐下！妳是怎麼搞的？」然後近距離看著瑞德太太，像跟頑皮小孩說話一樣：「喔！妳尿褲子了！」照護者推來輪椅並帶瑞德太太離開。

　　照護者們有意識的想給高齡者們最好的照顧，但是他們大概跟觀察者一樣，害怕高齡者們會摔倒並傷到自己。照護者們對他們所照顧的人現在心理與生理狀況的混亂，卻也有意識的或無意識的感到很恐懼，害怕這些高齡者為照護者們的晚年召喚來無助的怨靈。我認為照護者也是失智患者所投射恐懼的接收者，患者們在感受自己的理智支離破碎的恐懼中掙扎著。不過，照護者自身的恐懼，以及他們從患者身上所收到的恐懼，都會投射回像瑞德太太這樣的人身上，也就是當她被警告說會摔斷骨頭的時候。照護者們無法停止瑞德太太的混亂狀態，但在無意識狀態下他們又確保瑞德太太是絕望的，即便她嘗試要宣稱自己的尊嚴與獨立自主性，仍然被迫退回到變成一個無助無能的嬰孩。

　　精神分析學研究已經揭示了對依賴的恐懼，源自於嬰兒時期對依賴的恐懼以及對於反整合的深層恐懼，這些已經在第三章中「泰勒太太：在無助中崩潰」篇章中討論過。Brian Martindales 的文章中闡述：當高齡者在童年的早期依賴關係中有過不滿足時，他們會害怕「再次依賴」。老化以及因為生理與心理能力的下降而預期或經驗到的依賴，再次帶來了「依賴不會被滿足」的恐懼。Martindale 表示，這種擔憂會與相對較年輕的治療師產生投射性溝通，然後治療師會變得害怕高齡患者開始依賴自己。如果治療師也正面對著自己年邁雙親的依賴需求時，這類的擔憂可能會更加惡化（Martindale, 1989a）。

　　對母嬰的觀察研究發現，對依賴的深層恐懼以及絕望，是因為嬰兒沒有被擁抱而造成的反整合嬰兒恐懼。起先嬰兒需要母親或是主要照護者藉由生理的擁抱或心靈的擁抱將嬰兒人格特質

的各個部分整合在一起，如果嬰兒擁有足夠的、良好的被擁抱經驗，那麼最終嬰兒或孩童自己會將擁抱能力內在化，感覺就像是皮膚緊貼包覆著身體一樣（Bick, 1968）。長時間經驗不被擁抱，會使嬰兒暴露在「反整合」的毀滅性焦慮感中，以及「變得支離破碎或消解於無形中」（Symington, 1985）。與孩童及成人的分析研究顯示，當有擁抱的問題出現時，嬰兒或孩童如何發展出不成熟的自我維持方式，這個方式可能會變成用來抵抗依賴感的、根深蒂固的自我防衛，掩蓋了對反整合的深層恐懼。無論如何，再次喚起嬰孩期絕望的經驗「讓最早期沒有被擁抱的不穩定性再次重現」（Symington, 1985, p. 486），這篇文章說明了與依賴感相關、普遍存在的深層恐懼。雖然並非全部，但大多數的嬰兒期體驗都包含了常見的「母親照護的缺陷」，例如，嬰兒沒有被擁抱以及暴露在可能變得支離破碎的恐懼之下。這類經驗在嬰兒潛意識「不安的儲藏袋」（pockets of disturbance）中留下了一個殘存的恐懼（Garland, 1991）。這種恐懼會因為預期到或經驗到依賴與絕望而復甦，並造成壓力想分裂與投射這些心理狀態到年齡歧視態度與行為上。更進一步的，因為投射性自我認同可以在幻想中被用來佔有與控制，這些投射過程與恐懼可能就是構成「李爾王」劇中所描述的：對高齡者與其照護者暴君的態度與控制的基礎（Hess, 1987）。

✠ 孤獨 ✠

對孤獨的恐懼常常伴隨著羞恥感，這個羞恥感來自於嚴
厲的自我批判力量或是超我，也會阻礙依賴並堅持完
美。可理解的，當高齡者被隔離在照護機構時，可能會
對這些投射的恐懼特別敏感，並覺得自己被拒絕、不被
需要。

Noel Hess 是一位臨床心理學家與精神動力模式的心理治療
師，曾經發表他對老年的孤獨體驗與羞恥及侮辱的理解，這些情
緒多半與孤獨相關。Hess 簡短的寫道：雖然他當時已經是有經
驗的臨床心理學家，但是記錄的是他剛開始與高齡者工作的期
間。當時有一個 65 歲的婦人被轉介到他那裡進行心理治療，從
第一通電話開始，老婦人就清楚的表示自己認為被轉介給這位年
輕又沒有經驗的醫生對她是一種侮辱。當他們見面之後，老婦
人繼續抱怨治療師年輕、無感且無能。這位婦人有很長的憂鬱症
病史，並在一家專業協助機構治療。特別是當 Hess 能夠瞭解老
婦人有多麼孤獨時，他們之間有了一些成功的溝通接觸，她說自
己現在正患有退化性疾病，會隨著她的老化而繼續惡化。但是無
論如何，她只來了兩次面談，她覺得因為自己與治療師間的年
齡差距很大，不可能繼續，並要求醫生介紹其他治療師（Hess,
2004）。

　　Hess 對這位婦人所做出的批評感到很震驚，並不知道要如何讓她參與面談。這位婦人將來自無經驗與年輕的無助或者嬰兒的狀態投射到 Hess 身上，但是同時又非常藐視這些情緒。當然 Hess 確實缺少與高齡者工作的經驗，但是這也正是投射性自我認同的本質，這種本質會尋找接受者真實的面向，並藉此面向來啟動被投射的情緒。對這位治療師來說，必須區分引發這種投射的因素中，何者屬於自己、何者屬於患者，以及屬於患者的部分有哪些是需要被理解的。

　　更重要的是，與投射有關的譴責力量說明了老婦人可能認為退化性疾病格外困難，因為她認為：絕望與依賴遭受相當程度的鄙視。譴責與鄙視可以被理解為來自潛意識的批判性作用或是力量，在精神分析的案例中常被形容為「反常的」（abnormal）（O'Shaughnessy, 1999）或是「苛刻的」（implacable）（Mason, 1981）超我，相對於常見的、良性的超我或良心。這種嚴苛的超我可以在稍早的老婦人嘲笑團體治療師年輕的案例中看到。正是這個苛刻的超我，一方面藉著譴責所有人的依賴，另一方面藉著建立起對人際關係理想化、有完美和諧整體與理解的觀點，來加深孤獨的體驗。對依賴的譴責代表著關係被縮減或避免，理想化帶來了對無法實現的痛苦想望，並出現對自己與他人迫害性的完美要求，結果可能會因為期待親密關係的內在批評，也因為自己不夠完美而無法獲得親密關係，因而對孤獨產生恐怖的恥辱與羞慚感。

　　高齡者自然的對孤獨比較沒有承受力，因為隨著他們年齡增長，同世代的人漸漸變少，也或許因為移動與保持聯絡的問題。

每個高齡者的腦中都有關於獨自死去或是死得很悽慘的恐懼，但是從沒有與其他人討論過，孤獨常常會因為當代西方社會將老人隔離到少數區的現象而加劇，無論是退休老人村或是失智病房等。對病房與養護中心的照護人員來說，保持一定程度的區隔是司空見慣的，他們彼此之間雖然相處得陶然自得，但是卻很少與高齡者互動。在這類設施中，居住者之間也很少有聯繫，他們多半沿著日間活動室的牆壁安靜坐著，活動室裡開著沒有人在看的電視。造成這種隔離的當然有很多種原因，但我認為有一個在照護人員或是在患者身上很重要的無意識動機，就是將孤獨的恐懼感加諸在那些他們認為已經年老的人身上，因為孤獨就是死亡的前兆。例如：我在前一章提到了與高齡者及照護者的團體治療，有人模仿了一位團體成員被孤立的且沒頭沒尾的獨白，並稱這位獨白者為「老甜心」。又一次這種投射能因為內心的自我批判與自我詆毀，能在現實中與高齡者連結；例如，認為高齡者們不值得花心思理會、沒有人想要他們等觀點。

✠ 死亡 ✠

對死亡與瀕死的恐懼與對依賴的恐懼有關係。害怕死亡會在反移情作用中產生特定的問題，並使得與高齡者結束治療相當困難。治療師反思自己對恐懼死亡的能力，可以避免高齡者治療性機會的降低，而且可能為治療帶來新的發展。

　　Brian Martindale 表示：對許多高齡患者來說，他們並不害怕死亡，而是害怕瀕臨死亡。Martindale 將對瀕死的害怕與早期依賴關係的失敗做連結，對拖拖拉拉的死亡的恐懼、陷入無助與脆弱，來自於害怕又一次無法得到可依賴的愛與照護（2007）。Elliott Jaques 分別敘述了 Freud 與 Klein 之間相衝突的觀點；Freud 堅持潛意識對死亡沒有覺知，Klein 則堅稱人們有對死亡的潛意識覺知。Jaques 將這個差異視做一個表面衝突，因為一方面他同意「潛意識就其本身而言，並沒有覺知到死亡」，他又說「對死亡的潛意識經驗，類似於個體後期在意識層面對死亡概念的體驗」（1965, p. 236）。他用一個我在前一章敘述過的夢境來闡述：在夢裡，死亡被形塑成無法移動、瘖啞的狀態，但是可以感知到一切事物。這個死亡的形象特別恐怖，也許是因為對瀕死與死亡的恐懼，已經在這個潛意識的死亡經驗中被混為一談。

　　如同在第一章所討論過的，Franco De Masi（2004）指出：即便在如此令人恐懼，對死亡無意識的想像裡，自我依然在場：想像不到的是不存在的本身，因此死亡「對心靈來說是極度的創傷」。De Masi 總結道，真正最令人恐懼的是文明的滅亡。由於大量到足以摧毀我們整個文明世界的具核子破壞力武器出現，我相信對死亡無意識的恐懼在最近有所加劇。又或許在核子武器大量擴散的西方，出現了對年紀老的，以及任何讓人想起恐怖的摧毀與死亡的事物，都前所未有的難以忍受，這一切並不令人感到意外。儘管高齡者數字增加已經是預料中的事情，在英國的高齡照護供給服務卻愈來愈少或遭到拆除，高齡者們常常從國民健保制度（National Health Service）中遷出，寄身於剝削人的、經費

削減的私人機構（Terry, 1998）。

　　這類年齡歧視主義不僅僅延伸到了對病重高齡者的照護方面，也影響到了諮商與心理治療的提供面。儘管研究證據顯示了高齡者心理治療的有效度，但似乎不只是許多臨床心理實習生們認為提供高齡者治療毫無意義，許多家庭醫師們也抱持同樣的觀念（Davenhill, 2007a, p. 21）。最近一個調查報告指出，美國兩家「首要的諮商」期刊，過去十年明顯的缺少有關高齡者的研究（Werth et al., 2003）。英國諮商與心理治療協會（The British Association of Counselling and Psychotherapy）出版的期刊《今日治療》（*Therapy Today*）在 2006 年出刊了一期關於高齡者的議題，在期刊的社論上帶著些羞赧的註明：已經有五年沒有出現過任何有價值的高齡者研究了。

　　在提供治療性工作的過程中，年齡歧視主義會妨礙治療過程。一項關於擁有與高齡者工作經驗的精神分析師的調查，呈現分析師反映在反移情作用中無意識的態度所引起的特定問題，而這個反移情作用特別與對死亡的恐懼有關。舉例來說，由於分析師的矛盾與猶豫，分析師認為終止分析工作是常見的工作難題，可以被理解為與高齡當事人的生命中，缺乏其他人的存在有關，而終結分析就是預告了高齡當事人的死亡。有時候會安排間歇性接觸，慢慢走向分析正式結束（Plotkin, 2000）。當與高齡當事人的分析接近尾聲時，向當事人建議在面談間安排間隔（例子請見 Reggiori, 2004）可能也會帶來相似的困難。分析師們指出最核心的困難，是從分析師無意識的恐懼中，釐清衰弱、疾病與醫療危機等現象的現實面。

　　另一個研究，包含與高齡者工作的治療師的訪談，這篇研究
總結表示：

　　對這些感受的回應（關於預見了未來的失落與死亡），
　　我相信這些感受是來自於面談與我自身的反省，……是
　　更容易跟上當事人過去故事的腳步，以及對界線更溫和
　　也更有彈性。我發現不回答來自高齡當事人直接的問
　　題其實更困難，例如，我有沒有家人等等。（Atkins &
　　Loewenthal, 2004, p. 508）

　　我很容易能夠從我與高齡或有時候年老體衰的當事人工作經
驗中，認同這些困難。我在是否要執行較為支援性的手段，或是
採取堅決的分析式立場問題中掙扎，也在界線與終結等議題上掙
扎。這位分析師在報告中提出的問題可以理解為：一個待釐清的
困難窘境是，是否我對當事人耐久性的擔心，其實是掩護了對我
自己耐久性的擔憂？在本質上，當我決定採取支持取向態度時，
或延遲終結日期時，我是不是正把對死亡的恐懼投射在當事人身
上？換句話說，我是否把當事人視作他或她已經太接近或太害怕
死亡？或是太脆弱而無法承受野蠻的詮釋性取向？或是太脆弱而
無法面對不可避免的確切終結？
　　相對的也有其他研究指出，高齡當事人們如何認同年齡歧視
主義，並投射到治療師的恐懼上，因此削弱了治療的力量。例
如，一名年輕的分析師在與一個高齡女性工作時，會情不自禁想
接受患者所抱怨的「壓力性尿失禁」只不過是老化的症狀之一罷

了。但是分析師抗拒這個衝動，並取而代之探詢尿失禁的潛意識
意涵，獲得了關於老婦人與自己的性取向衝突的重要理解。之後
因為與老婦人退休等相關的現實因素，婦人想要終止分析，分析
師非常動心，想遵從要求結束分析，但是分析師抗拒了想投射對
老化與死亡恐懼的壓力到當事人身上的衝動，並透過仔細檢視這
些恐懼，分析師成功的幫助當事人繼續分析工作。這位當事人對
繼續進一步分析的無意識恐懼也隨之揭曉了，並為治療工作帶來
非常重要的進展（Wylie, 1987）。

小結

　　理解在高齡者或照護者或治療師之間發生的、投射性自我認
同中的年齡歧視主義，闡明了這個偏見在強化它的交互投射中互
動的本質。由於眾人所共有的、感覺起來像是無法處理的深層恐
懼，使得依賴、孤獨與死亡的核心恐懼，在年齡歧視主義的態度
與行為之間來回投射。核心的恐懼是對反整合的嬰孩期恐懼，被
形容為害怕自身變得支離破碎，構成了對依賴的恐懼。早期對反
整合的經驗是首次瞥見死亡恐怖的虛無感，因此與依賴及死亡相
關的恐懼，可能源自於嬰孩期沒有被擁抱而造成的對反整合恐
懼。

　　要處理對反整合的恐懼，嬰兒發展出維持自身的手段，例
如透過健康發達的生理與心理。Albert Mason 提出，嬰兒創造
出一個全能的內心機制幻想來處理這種恐懼，一個從「無助嬰
兒難平息的幻想」（implacable phantasies of the helpless infant）

（1981）中出現的無情超我。另一方面，Bion（1959）敘述缺席且不包容的母親被內化了，Bion 稱之為「自我破壞性的超我」（ego destructive super-ego）。這類內心機制可能是懲罰性和無情的超我，但也因此是一個嚴格的力量，以此來維持自我，抵抗對反整合的恐懼。再者，這類內心機制無法忍受且試圖阻止依賴，但同時也堅持獲得完美伴侶。這個需求對完美的要求是持續不懈的，且造成了對依賴的羞辱以及對孤獨感到羞恥。這個超我的全能狀態，以支持永生不死念頭的方式，對現實中的死亡提供了保護。Elliott Jaques 已經指出：這類的保護代價高昂，對完美的萬能要求無可避免的具有殘害性（1965）。

這種超我的運作，可以展現在目前對老化的想像有兩極的與迫害的需求中，內含在推廣「成功老化」（successful ageing）或「無齡」（agelessness）時，和「衰老與死亡」的陰影並行（McHugh, 2003）。換句話說，被創造出來處理對反整合與死亡恐懼的那個特定機制本身變得令人害怕，正如同 Freud 所說的：「被壓抑者的反撲」（return of the repressed）的反映（1896）。這些深層恐懼透過經驗老化、以及與高齡者和再次無法獨立生活的人有所接觸，而再次復甦，他們對孤獨更加沒有抵抗力，也更接近死亡。此類恐懼在年齡歧視態度與行為中被剔除，並與日漸年老的痛苦事實掛鉤。

投射性自我認同不只用於讓自己擺脫這種令人驚嚇的感受，同時將部分的自我建立在他人身上，是在無意識幻想一種用來掌握與控制他人的手段。更進一步來說，把他人當作自己的延伸，就否定了分離，因此即便有想要對依賴、孤獨與死亡的恐懼做切

割的願望，這個投射性自我防衛可以確保有人會受自己控制，也就因此可以依賴這個受控制的人，並會藉著投射性地緊緊將自己依附住他人，試著避免經驗現實中的分離。

投射性自我認同被認為是我們最早的溝通手段，藉著在母親或主要照護者心中激起情緒，做為被理解的方式，也做為能理解他人的方法。這是一種我們終其一生都會使用的溝通方式，特別是遇到挑戰了我們極限的、言語無法形容的且無法處理的情緒與體驗時。在治療中就像當一位母親一樣，治療師的任務是對投射採接受態度並處理這些投射情緒，而不是讓這些投射未經消化又再丟回給患者；同時參與一場「白日夢」（reverie），試著去瞭解正在被溝通的是什麼，找到語彙來促進思考與理解，並最終使得投射被自我收回並整合。這種包容、支持與反映的機會，對病房裡（老婦人被放著等死的病房）忙碌過頭的看護人員來說，無疑地是不存在的，對失智小組的患者來說，也是缺乏的。結果是高齡者們所投射的恐懼，可能再加上屬於照護者或護士自身的恐懼沒有被處理，仍然回到患者身上。而且由於這個防禦並非只是一個被動的幻想，投射有可能會出現傷害性極大的結果，投射中的幻想因此得以實現，保證高齡者會對自己的生命感到恐懼，或是被囚禁在嬰孩期依賴的狀態中。

相較於那位老婦人想在退休的偽裝之下讓治療提早結束，她的治療師能夠區分婦人投射出老化與死亡的恐懼與自己的恐懼。這個包容的核心治療要素代表治療師並沒有把當事人的恐懼混雜上自己的恐懼之後，再反投射回到當事人身上。取而代之的，治療師成功的幫助她更理解並克服了她對於持續治療的疑慮，這個

疑慮原本圍繞著對退休與死亡的恐懼。這是一個關於處理與老化相關的投射恐懼，如何能改善年齡歧視主義所造成結果的例子。這也展現了為參與高齡者照護的人們，提供一個反省性空間的價值與重要性。

處理投射性自我認同是極度複雜的，因為這些認同本質上都是無意識的，且投射多半與投射接受者的現實層面掛鉤。治療師、照護者或患者家人們如果想要對他們所照顧的人，維持對情緒性與非語言狀態的接受度，會需要一個第三者的協助來維持不被淹沒擊倒的能力，並釐清投射到自己身上的究竟是什麼，並從來自他人投射情緒中區分出屬於自我的恐懼。而這必須由第三者來提供力量，對治療師來說可能是來自臨床督導者，或者是治療師內心內在化了的指導者，或者是一個理論體系、知識與理解（Caper, 1999）。對於高齡者的照護者與親人來說，包容意味著提供反思的時間與空間，最好是與日復一日照護所導致的情緒混亂保持距離的人，且能考慮年齡歧視態度及行為相關的投射性自我認同的人。

第八章

與照護者進行的個別諮商

　　身為「良好職業」與「以人為本的照護」的一部分，通常在醫院或安養設施的患者或居住者，都會被指派一名特定的照護者，他們有著多種的頭銜，像是「指定護士」（named nurse）或「主要照護者」（keyworker）或「照護管理者」（care manager）等，在本章中我將使用主要照護者一詞。主要照護者對他們的患者負責，特別是要接近瞭解患者，並在可能的時候與患者共同工作，以提供持續照護。當長期照護中心裡的高齡者被轉介到我這裡時，我發現與其主要照護者見面是很重要的。與主要照護者的諮商可以為轉診提供相當有用的資訊。常常諮商的結果支持了主要照護者，使他們能夠與其患者治療性地工作，而無須直接的心理治療介入。在第六章中，我已闡述了關於一個長期照護中心的狀況，以及我提供諮商協助的照護人員與患者們。

　　這類諮商的目的是，透過給予他們一些時間與空間談談他們自己的感受，以及幫助他們瞭解他們所經歷的某些感受，可能是

179

來自病患無意識的溝通，來提供主要照護者協助。因此他們的感受可以幫助他們進一步瞭解高齡患者的情緒經驗。這個諮商性的協助也可以由照護者有經驗、也可能更資深的同僚所提供，無論照護者是專業人員或是患者家屬。照護者因為與病重或受損傷、有時甚至是憤怒且挑釁的患者們近距離接觸，因此必須承受生理與心理的極度緊張。我對照護者的工作很有興趣，並鼓勵他們談談並反思自己的感受；跟著我舉的例子，想像自己身處在患者的狀況之中，思考患者們的感受。我試著幫助他們瞭解，身為一個住在長期照護中心裡的患者會有什麼樣的感覺。Jane Garner 寫過關於失智症照護人員的狀況：「照護人員們需要有認知負面與正面情緒的自由，以及說出這些事情的自由，以便能夠為病患繼續運用他們個人的與專業上的技巧」（2004, p. 223）。

這個諮商工作挑戰了照護機構裡的防衛過程，在這個過程中照護人員常常對患者不用心思，且無法思考患者的感受，目的是為了避免自己感受因為同情患者情緒狀態而產生的痛苦；也許也是為了保護機構整體，免於有更多警覺的、也因此更具批判性的照護人員存在（Dartington, 1994）。如同我稍早在第二章中所提及的，身為心理學家的角色，我是照護人員思考患者情緒能力的接受者，這種能力可能會分裂，並被放置到我這位「專家」身上。與主要照護者工作是利用來修補分裂的一種方法：向照護人員展現只要有適當的支援，他們是可以思考並感受患者的。雖然這樣思考會讓工作更加痛苦，但最終比起驅使他們去工作的補償願望感覺起來更有成就感。

諮商也呈現出當照護人員沒有機會談談，或理解他們自己或

患者感受時的危險，不去思考便很容易造成報復性的或虐待性的行為。與主要照護者間的諮商，揭示了某些對患者虐待性對待的例子。在虐待的研究中，關於虐待以及方法論的定義，很難達成共識（Glendenning, 1993）。但是我們愈來愈清楚的是照護關係的重要性，因為我們已經明白到無論是組織上的或家庭中的虐待暴力，「存在於關係的脈絡中，並再現出了錯的照護關係」（Phillips, 由 Nolan 所引用 , 1993, p. 150）。Nolan 強調為了要預防虐待產生，我們必須對照護關係有更深的瞭解，特別是要將它視為一段動態的且不斷改變的關係；要有此認識，並非只與生理上的照護相關，也包含了高齡者與照護者情緒上的需求，並且懂得體會在照護角色中，除了壓力之外，也伴隨著回報與滿足感（Nolan, 1993）。我將要介紹與主要照護者間的諮商，是以 Nolan 所提出觀點的進一步發揮，提供一個獲得關於照護關係更多理解的機會，不管是在機構或家庭中，也是虐待例子適用的場所。更有甚者，諮商能夠藉著為困難提供包容，以及明白到在照護角色中獲得的滿足感，而預防虐待出現。

　　在本章與下一章中，我採取了照護者稱呼病患名字的用法，我對於太快與患者熟悉接近感到有些不舒服，特別是我來自於一個習慣於更多禮節的世代，但是我不像照護者在照顧這些脆弱高齡者時，涉及了必要的親密肢體接觸。

康復與絕望：芭芭拉與道琪·梅太太

> 與她們的諮商面談意味著不斷提醒自己，關於主要照護
> 者與患者的希望與絕望。發現到了患者行為的意義，讓
> 主要照護者瞭解更多關於自己與患者的經驗，以及關於
> 自己老化的經驗。

芭芭拉是一位專職護士，在醫院裡已經工作多年，是一位
55 到 60 歲之間、非常有活力的人，充滿朝氣與幽默感。我過去
常和她在傍晚碰面，一起坐在面向著病房的護士辦公室。當我愈
來愈瞭解芭芭拉之後，我對她的敏感留下非常好的印象。有一位
不會說英語的印度女患者，給過芭芭拉一段非常好的稱頌，她當
時指著芭芭拉，對她的孫子說：「她愛我！」

我要求與 80 歲的道琪·梅見面，她在一場車禍之後由復健
病房轉診到長期病房，那場車禍使她喪失了語言和記憶。有位語
言治療師會定期去看她，並發現道琪有時候用書寫來溝通。道琪
可以在輔助之下行走，可以自己處理一些事情，但是整體來說，
道琪因為車禍與巨大的憂愁而失去了大部分的能力。

芭芭拉是道琪的主要照護者，芭芭拉告訴我道琪是在與丈夫
過馬路時被車子撞倒的，丈夫則毫髮無傷。不過，道琪的丈夫患
了失智症，道琪過去看護丈夫許多年，在車禍之後因為沒有人可
以照顧他，所以被送進了養護中心。道琪被問到是否想要跟丈夫

一起住進養護中心，她看起來固執而不願依從，並想要與她的兄弟同住。芭芭拉告訴我，道琪已經開始慢慢恢復記憶，但是卻記不住自己在哪裡。過去道琪在地方社區活動中相當活躍，她以前每天都出門參加各式各樣的午餐會。芭芭拉對道琪想說話與記憶的努力充滿欽佩，她說道琪在訪客離開時總會哭。最近道琪在活動病房裡午餐時都會尖叫，於是我與芭芭拉談到道琪從車禍中醒來之後，驚覺到自己的無能狀態時所感到的驚嚇與痛苦。她發現自己不是身在一場社交午餐會，而是被一群失能高齡者所包圍。

　　接下來的那一週，當我見到芭芭拉時，她告訴我道琪寫了她很孤單。但是當他們把道琪帶去日間活動室時，在短暫與其他患者打過招呼之後，她就想被帶回床上去了。我說我認為對道琪來說，看到這麼多好像自己倒影的患者們，提醒了自己的失能狀態，對她來說是很難受的。芭芭拉說當她注意到道琪比較喜歡與照護人員共處時，她有過相似的念頭。芭芭拉繼續說道琪好像只想活在當下，她多半寫「餓」來要食物吃，當她想被扶上床時就寫「累了」，我們無從知道她想不想得起來關於車禍的片段。她對過去與未來顯得毫無興趣，我說我認為那場車禍是一抹死亡的痕跡，自身的老化與脆弱正面朝著這個活潑且精力充沛的女人襲來。芭芭拉紅著臉說起自己與她的青少年兒子間的一個小片段，兒子反對芭芭拉要穿的服裝，說芭芭拉看起來像個青少年。芭芭拉很生兒子的氣，但是透過告訴我這個故事，她深刻的看見了面對自身老化的困難。

　　我們談論了更多關於道琪的憂鬱以及老化開始找上了她，芭芭拉說她發現通常對男性患者來說，比較難接受發生在他們身上

的事情。我想起道琪已經擔任家裡的主導者很多年了，照顧著愈來愈依賴的丈夫。在丈夫罹患失智症之後，他不太記得事情，而現在道琪感覺自己像他一樣，只活在現在。我認為圍繞在她身旁的這些失能症狀，提醒了她丈夫的失能以及她對丈夫與對自己的害怕。

　　隔一個禮拜道琪似乎能說更多話了，她變得更有活力，且去了活動室。她向芭芭拉表達她的家人並不想要她嫁給這位丈夫，他們隱約覺得丈夫配不上道琪，似乎到現在，家人們還是反對道琪與丈夫一起住到養護中心裡。但是她的丈夫定期會來探視道琪，有時候看起來似乎沒有認出她是誰，不過當丈夫必須離開時，兩個人都會哭泣。

　　兩週之後，道琪再次變得退縮而憂鬱，芭芭拉說道琪只有在有人跟她說話時才說話，而且只期待上床睡覺。芭芭拉很想讓道琪換個環境，到養護中心等比較有刺激作用的地方。我說我覺得道琪可能覺得絕望，因為當她有一定程度的恢復進展時，她也同時明白不管自己再怎麼進步，也不能跟過去一樣了。我認為道琪可能覺得，生命已經不值得活下去了。芭芭拉說有一位醫生建議道琪可能可以回家療養，不過芭芭拉認為不太可能。我則表示，要緊緊抓住希望或悲傷是很困難的；因為要不過份期待可能發生的事，又要不被絕望所淹沒。然後芭芭拉說她覺得要跟道琪談天並不容易，特別是因為道琪似乎不想談論她的過去。我說跟道琪談談她現在的失望還有談談她對未來睜開眼面對失能的恐懼是很重要的。芭芭拉回答說，所有的事情都讓道琪感到沮喪，她又說了病房裡其他照護人員的問題，芭芭拉試過在主要照護者系統

中，引進許多種的革新改變，但是她感覺其他工作人員嫉妒她；
而且照護人員之間有「誰在病房裡能做多樣工作」的競爭存在。
我說這種照護人員間的競爭，讓他們免於面對因為自己無法為病
重與重度創傷患者所做的事情而產生的絕望，也免於接納了患者
的絕望，關於他們自己無法再為自己做些什麼的絕望。

　　接下來的幾週，隨著道琪持續出現進步，我們都感到興奮。
道琪重新拾起很大部分往日的能力，她的記憶恢復了並再次能夠
說話，雖然她依然很脆弱並需要照護。關於道琪是否該到養護中
心與丈夫同住，還是住到另外的養護中心，或者做為長期患者留
在病房內的問題，在道琪家人與道琪及芭芭拉之間，出現了掙
扎。芭芭拉熱切希望看到道琪與丈夫團聚，我說也許他們並不想
在一起，或許他們會很願意分開住。芭芭拉似乎腦中有一個景
象，是道琪與丈夫在夕陽下手牽著手散步的畫面，當我這麼形容
的時候，芭芭拉笑了。她很驚訝自己有多強烈的認為他們應該在
一起，以及這個念頭如何阻礙了她發覺道琪想要的是什麼。

　　兩個月之後，道琪與丈夫進入養護中心同住的試驗期，在準
備搬家的同時，芭芭拉漸漸抽離了道琪，也沒有那麼堅持道琪應
該與丈夫在一起了。結果試驗期是成功的，他們會一起住在養護
中心裡。

◎ 評述

　　我接受像是道琪這類的轉診病人，並提供與主要照護者的諮
商，得到了工作人員們的認同，因為這看起來會有幫助。芭芭拉
非常熱心的告訴其他照護人員她對諮商的正面評價。她說自己獲

得思考上的協助，並變得更加留心患者的感受。也許是因為那次在傍晚的談話，但是有時候我覺得自己之於芭芭拉的角色，很像是一個下班回家的丈夫，傾聽今天的麻煩事（特別是關於孩子們的問題），由此思考妻子的擔憂並提供我的協助。我覺得自己能夠幫助芭芭拉解讀道琪的行為，像是她的尖叫與不願與其他患者共處。芭芭拉終於明白，自己內在被激起的情緒，可能混合了患者的感受。幫助芭芭拉留意道琪心中的悔恨，並抵抗想要替道琪安排忙碌行程使得哀傷情緒無所遁形的衝動，顯得特別的重要，同時也需要認識到希望道琪能夠復原，以及如大家希望她不會復原所帶來的失望。這些態度相當分裂，有時在不同的照護人員身上以不同的誇張方式表現出來，例如那位醫師希望道琪可以回家療養，卻可能導致芭芭拉的絕望。關於道琪是否應該與丈夫同住到養護中心的爭論，包含了一個相似的分裂，好像如果她與丈夫分開居住，就不會被失能所污染；或是如果他們夫妻共同居住，他們便能重新團聚為一對完整的快樂夫妻。我將目標放在幫助芭芭拉對道琪的未來取得更實際的看法，且不再那麼受制於將自己想像的快樂結局強加於一場悲劇上。我認為如果芭芭拉可以幫助道琪哀悼已經發生的事情，那麼道琪可能就可以更善加利用自己生命中所殘存的人事物。

令人困擾的悲傷：美樂蒂與茹絲・史考特太太

> 當能夠考慮到患者的失落感，並給予主要照護者的哀慟
> 一些空間時，主要照護者就不會如此受患者情緒所迫
> 害。於是在主要照護者與患者之間，出現了分享悲傷與
> 感激情緒的機會。

美樂蒂是一位非裔加勒比海籍照護人員，年紀約 25 到 30 歲之間，她與芭芭拉在同一個病房工作，由芭芭拉建議來與我談論患者茹絲・史考特太太的狀況。美樂蒂告訴我茹絲現年 89 歲，在她 72 歲那年才第一次結婚，12 年之後茹絲罹患帕金森氏症，丈夫照顧她直到去世，五個月前，茹絲被送進了醫院。

美樂蒂說茹絲讓她感到很不耐煩，因為她總是發出奇怪的「喵喵叫」。美樂蒂問我：「她為什麼要發出這種聲音？」我看得出來她感到很受這個叫聲的折磨。當我請她形容那個喵喵叫時，美樂蒂像茹絲一樣「喵喵叫」了，讓我聯想到貓咪的叫聲。因此我說也許茹絲在呼喚她的貓咪，也許在茹絲所失去的這麼多事物中，包含晚年才終於結褵的丈夫，茹絲也失去了她的貓咪。美樂蒂聽到這個解釋，態度軟化了許多。然後美樂蒂用更加同情的態度告訴我，茹絲如何從現實世界中抽離出來，且在病床上蜷縮成一團哭泣。有時候她會告訴美樂蒂她作的夢，但是沒有說夢

的內容。我說或許茹絲夢到了所有她所想念的人事物，我認為她
被哀傷消耗殆盡了。美樂蒂變得很傷心，她告訴我關於她叔叔最
近過世的事情。

　　下一週面談時，美樂蒂帶著明顯的愉快心情跟我打招呼，立
刻告訴我茹絲真的有養過一隻貓！美樂蒂問起了茹絲的生活與丈
夫，茹絲告訴她丈夫的名字，但是她對於美樂蒂突然感興趣好像
很不解，她說：「妳怎麼了？」無論如何，在那週週間茹絲去參
加了賓果遊戲，而且好像很樂在其中，美樂蒂很開心。我覺得美
樂蒂希望茹絲可以變得更積極並享受生活，我提醒她茹絲需要一
些空間來哀悼她所失去的一切，美樂蒂於是問我，她還需要知道
關於茹絲的什麼事情，我鼓勵她只要注意茹絲想談什麼，然後隨
著她所說的內容聊聊，也許美樂蒂可以告訴茹絲一些關於她自己
或是她的生活。美樂蒂又問我：「那茹絲為什麼喵喵叫？」我說
我認為她在呼喚失去的貓咪、失去的丈夫，還有也許也在呼喚著
從來不存在的孩子們。

　　接下來兩週，美樂蒂告訴我茹絲多半的時間都在沮喪的叫
喊，我說她可能陷入了所有人都會從她的生命中消失的恐懼中，
她可能覺得自己隨時都會死去。我建議美樂蒂向茹絲提到她從沒
有過的女兒或孫女，而她們可能現在正在看護著她，美樂蒂說她
會問問茹絲關於孩子的事。茹絲告訴了美樂蒂自己有多麼想要一
個女兒，當美樂蒂轉達給我聽時，她看起來很哀傷。

　　兩週過後，美樂蒂說茹絲不斷持續叫著：「救命啊！救命
呀！」照護人員們不知道她要什麼，也找不出她害怕的是什麼。
茹絲向美樂蒂說過自己心懷「懊悔」但是沒有再多說什麼，只

加註了一個令人不解的說明，說她自己過去「扮演了某個人」
（impersonated someone）。在茹絲比較冷靜的時候，她說她很
喜歡美樂蒂穿的那件紅色 T 恤，紅色是她最喜歡的顏色。我說
我認為茹絲在告訴美樂蒂，自己很感激她貼心的照護，並喚起了
她生命中其他美好的經驗記憶。茹絲曾經提到過她的母親，以及
懊悔的感受，但是沒有再多說。美樂蒂注意到茹絲現在有多麼的
不同了，因為她更常跟美樂蒂說話。然後美樂蒂告訴我她會請假
數週，我鼓勵她也告訴茹絲，告訴她自己會離開多久還有什麼時
候會回來。我也提醒美樂蒂，她現在對茹絲來說有多麼重要，特
別是現在茹絲開口說話了。對茹絲來說，開口說出來可能是一大
解脫，因為悶著一大堆壞東西死去實在太糟糕了。數週之後，茹
絲過世了。我與美樂蒂最後一次面談，談談她對於失去茹絲的感
受。

◎ 評述

　　我認為茹絲被哀傷所擊倒，且可能因為自己的失去而感到憤
怒與受折磨，特別是失去在晚年才獲得卻不長久的丈夫。這些心
理狀態似乎在美樂蒂對喵喵叫感到不耐煩，且不解其意涵的時
候，傳遞到了她的身上，美樂蒂所感受到的情緒，多少也抓住了
茹絲在尋找自身生命意義時所感受到的折磨與艱困。美樂蒂在理
解了茹絲的行為之後，明顯的感到放心許多。

　　因為美樂蒂說話時的口音，我對於理解她也產生對等的困
難。有時候即便我已經要求她重複說好多次了，仍然無法聽懂。
現在回想起來，也許美樂蒂清晰的傳遞了她無法理解患者的沮喪

感，我也懷疑茹絲是否能夠理解美樂蒂所說，還有茹絲身為一個白人女性，對受一位黑人護士的照顧有什麼感受。但是這些問題，由於以我的立場提及種族與差異的困難，我認為不適合向美樂蒂提起。回想起來，我希望自己當時有處理過這個議題，因為沒有這麼做，便減少了美樂蒂與我對她的工作有更深入認知的機會。

美樂蒂可能會發現茹絲的懊悔特別難以承受，因為美樂蒂正承受失去了叔叔的哀慟。美樂蒂跟芭芭拉一樣，她們有一股無法忍受哀傷情緒的態度，並希望督促患者從事積極的活動，像是賓果遊戲。當我讓美樂蒂知道我能夠承受茹絲的痛苦時，美樂蒂也開始這麼做了。她回想起茹絲更多的悲痛，且能夠為她感到難過，並與茹絲的哀傷情緒有所接觸。在茹絲的喵喵叫中尋找意義，還有對她的感受有些許理解，讓茹絲與美樂蒂之間出現了些許溫暖的接觸，明顯的例子如，稱讚了紅色 T 恤。在這種溫暖的時候，我認為茹絲感到與親密的外在與內在人物都更加接近，並不那麼受迫害性情緒所折磨消耗了。

侵略性與施虐性行為：貝蒂與亞瑟‧葛林先生

與主要照護者一同思考患者的侵略性行為，讓照護者能夠挑戰對患者的負面假設，以及來自其他照護者的施虐性對待。

第八章　與照護者進行的個別諮商

　　貝蒂受過專職護士的訓練，但是當時並沒有繼續護士生涯。
許多年之後她到了一家醫院，以未受訓照護助理的身分工作。她
可以說是一個個性粗率的人，像是一個打磨粗糙的鑽石，溫暖且
富有直覺力。當她的一位患者被轉介給我時，她對於向我諮詢感
到開心又有興趣。我通常與她在病房辦公室談話，有一次她到我
的辦公室來，她對於自己佔用了該在病房內的時間感到自責愧
疚，她說自己現在應該要工作的，我回答說：「但，這就是工作
啊！」

　　亞瑟‧葛林是一位 80 歲的患者，他在聖誕節的數週前獲准
進入長期照護中心。就在他入院之後不久，便被轉介到我這裡，
因為他毆打了好幾位病房裡的照護助理。亞瑟患有帕金森氏症與
癌症，貝蒂形容他「瘦骨如柴」。貝蒂說，除了貝蒂在他身旁的
時候，亞瑟多半整天閉著眼坐著。貝蒂以前常會開玩笑的問他：
「你是清醒著還是昏了？」通常亞瑟會睜開眼睛回答說：「醒
著！」當時亞瑟是病房裡唯一的男性患者，貝蒂說亞瑟並沒有打
過她，但是卻仍然會以語言性虐待攻擊她。貝蒂說她也回敬亞瑟
「他應得的」，這代表貝蒂被咒罵時，她就會咒罵回去。貝蒂發
現亞瑟很愛吃甜食，且如果給他吃棒棒糖或蛋糕就會馬上冷靜下
來。貝蒂語帶同情地說，亞瑟是被「丟」進病房裡的，沒有任何
心理準備，也不管他是不是想留在這裡。亞瑟的妻子過去一直照
顧著他，但是現在她再也應付不過來了。貝蒂很關心亞瑟的妻
子，因為她看起來又瘦又營養不良的樣子，所以當妻子來訪時，
貝蒂與其他照護者總會鼓勵他們一起吃午餐。貝蒂與其他照護者
相信亞瑟過去就一直是個暴力的人，他們對於他的妻子定期來

訪，且看似與亞瑟非常親密感到很訝異。我說我認為亞瑟對發生在自己身上的事感到相當難堪，而且非常生氣。我鼓勵貝蒂多多瞭解亞瑟。

在兩週聖誕節假期過後，我再度與貝蒂面談，這一次是在我的辦公室裡。她與亞瑟的女兒談過了，女兒說亞瑟是在晚年生病之後才變得暴力的，在這之前他是一個善良親切的父親與丈夫。隨著我們的談話，貝蒂開始把亞瑟的暴力行為理解成他對於自身疾病並與隨之而來令人痛苦的結果表達了憤怒，例如失去了獨立自主性，又失去了家與家庭生活。接著貝蒂告訴我，她對於亞瑟在病房裡所受的待遇感到很不愉快，在亞瑟的暴力行為爆發之後，他便從其他病人所在的白天活動室中被移開了，把他留在病房另一端，病床旁的一張椅子上，在通風設備旁邊。我與貝蒂談論如此處置亞瑟的殘酷性，貝蒂認為他們可以在讓亞瑟無法觸及其他患者的範圍內，讓他待在白天活動室裡，至少他可以跟其他人在一起或是看看電視。我建議貝蒂與病房裡的同僚們談談，試著向眾人解釋亞瑟的感受，還有暴力的原因。

下一週的面談上，貝蒂告訴我亞瑟被帶到了白天活動室，當其他照護者提出反對時，貝蒂說：「嗯，Paul Terry 說：『不妨試試看吧？』」貝蒂依然擔心亞瑟，所以我同意與她和亞瑟一同面談。貝蒂帶我去見亞瑟，以便安排面談。我看到一位乾癟枯瘦的老人，駝背坐在一張扶手椅上，雙眼緊閉。他的眼睛周圍好像有些分泌物，貝蒂解釋說亞瑟的眼睛感染了。當我向亞瑟自我介紹時，他終於睜開了眼，看起來很願意與我面談，並確認自己正確理解了面談的時間與日期。

　　面談當天亞瑟的妻子來訪，所以我建議她加入面談。她代替亞瑟接管了這次會面，用緊張且滿懷愧疚的態度堅持說，亞瑟告訴我們他在這裡有多快樂，照護人員們對他有多麼地好，且對她來說現在有多不能應付這一切。亞瑟順從妻子的話，同意妻子所說的，但是他不同意自己是快樂的。亞瑟的妻子一邊說著，亞瑟一邊漸漸從對話中抽離出來，最後睡著了。就在我們要結束面談時，亞瑟醒了過來，當我們討論下一次面談時間時，亞瑟與我溫暖地握了手。貝蒂的排班有了更動與度假計畫，代表她有一段時間無法參加我與亞瑟的面談，因此我與亞瑟單獨見了兩次面。在這兩次面談中，亞瑟看起來很困惑，而且似乎處在幻覺之中，與我以及與周遭環境幾乎毫無交集。亞瑟的狀況惡化，之後不久便過世了。

◎ 評述

　　可以理解的，亞瑟的攻擊性行為對他的照護者來說想必非常難處理，若沒有機會反省被這類行為所觸發激起的情緒，照護者們很容易將他們的憤怒加諸於亞瑟身上。如果擁有反思的空間，照護者們對這類行為的恐懼、憤怒與生理上的傷害，能為透過投射性過程傳遞的恐懼、受傷以及憤怒的狀態，提供重要的線索，因為他們的患者們可能無法用語言來表達或沒有途徑來觸及這些情緒。貝蒂以攻擊性語言回應了亞瑟，但藉此她被鼓勵去思考亞瑟與自己的情緒。貝蒂能夠質疑同僚們對亞瑟負面的假設態度，以及他們對亞瑟的施虐性對待。貝蒂引用我所說的話（我不記得自己給過她這樣的建議）的方式，這表示她與我的關係在支持她

面對施虐行為時有多麼重要。

　　我偶爾才會與主要照護者及患者同時面談，我提議與亞瑟和貝蒂同時面談，因為在貝蒂面臨其他照護者以施虐性態度對待亞瑟時，我很希望自己盡可能給予她所需要的支援。在與亞瑟太太的面談之中，很明顯的可以看出，對親人來說，想到患者在病房裡的不快樂或待遇，有多麼地困難。親人可能因為不能再照顧患者而感到自責，且害怕如果自己敢抱怨的話，患者就會被送回家來。

　　Valerie Sinason（1988）寫過關於發生在母親與嬰兒之間非常細微詭譎形式的虐待。舉例來說，她敘述了一個母親為嬰兒洗澡的觀察，當母親第一次要擦嬰兒的嘴時，嬰兒顯示了不舒服的徵兆，並持續了數個星期，不過強度也逐漸減弱。過了僅僅六週之後，Sinason 注意到當毛巾碰到嬰兒的嘴時，嬰兒開始微笑，而且持續微笑。有好一陣子，母親與 Sinason 都相信嬰兒享受於嘴部的擦抹，不過 Sinason 也開始感覺到，母親對自己行為中的攻擊性感到些許不適。在六個月之後，當母親猛烈地擦嬰兒的嘴時，嬰兒短暫顯現出苦惱，一週之後嬰兒又再度開始微笑。在照護關係的脈絡中，Sinason 的觀察顯示了施虐行為如何以共謀的方式被掩蓋，「來避免不受歡迎的真實」（1988），也就是受照護者或患者虐待的真實。

　　Sinason 指出一個嬰兒如何在穿衣、脫衣、清潔與餵食方面被對待，「能承載許多經過偽裝了的殘暴與情慾的意味」。因此，對這些像嬰兒一樣的高齡者來說，他們面對這些細微詭秘或沒有那麼細微的施虐行為時，也是無助、依賴且脆弱的。如同

Sinason 提到被虐待的孩子們，高齡者會覺得要「吞下」這些施虐行為。我聽說過一位照護者在替患者洗澡之前，曾經會把她的女患者脫得精光，讓患者發冷且暴露。也有人告訴過我，照護人員用手來餵患者進食，同時專注於與其他照護者聊天，完全忽略了患者。

芭芭拉曾經針對一位患者來徵求過我的協助，這位患者把自己的排泄物塗抹在自己的床上與周遭，讓照護者們感到噁心。在我將它與在北愛爾蘭進行抗議的囚犯們的行為做了比較，賦予了這個令人厭惡的行為意義之後，芭芭拉發現情況有了改善，她說自己從沒想過患者會像體驗監獄一樣體驗長期照護中心，但是她知道患者是在被告知她再也不會回家了之後，才開始塗抹排泄物。有了這一層理解，芭芭拉便能夠挑戰對患者的虐待：當其他照護者因為這位患者的塗抹行為而用桌子將患者擋在病房的一個角落裡時，芭芭拉阻止了這個行為。

Anna Dartington（1994）強調護士們必須擁有思考自己感受的機會，例如理解他們對患者的憤怒與怨恨，這些患者好像拒絕好轉，因此讓照護者的補償性本能受挫。如果照護人員有機會談談他們的感受，他們便較不會報復。憤怒的與挑釁的患者對來自照護者的報復性行為特別脆弱，特別是以「絕對權力的潛在殘酷虐待，這個權力是照護者所擁有的，且凌駕於患者之上的」角度來看（Dartington, 1994）。不過，Dartington 指出關於擁有這種權力的擔憂卻很少被談論。與貝蒂及芭芭拉的諮商，顯示了當照護者有機會談論他們對患者的感受時，他們便能夠成功挑戰病房裡的施虐性常規。

追查肢體虐待的疑慮

當我試圖追查施虐行為的疑慮時，驚訝、否定與憤怒的
感受為我帶來了困難。與同儕接觸的途徑是幫助我處理
這些情緒，以便能夠思考並採取行動的決定性要素。

在提供了與主要照護者的面談之後的幾個月，我與一位主要
照護者開始針對一名在病房裡引起騷動的患者進行工作，這位患
者無論日夜都大聲吼叫。患者中風過兩次，且除了咆哮咒罵之
外，無法再說話，我們也很難判斷他是否理解他人對他說的話。
之後我與這位患者見了面，我稱他為米契爾先生，也就是在第四
章的個人治療中提過的那位患者。在與主要照護者的初期面談
中，幾乎像是旁白一般，照護者提到她很擔心最近發生在米契爾
先生身上的事情。我問是怎麼樣的事情，她告訴我米契爾先生的
肩膀上有淤青還有大腿上出現了水泡，她沒辦法解釋為什麼會出
現這些傷痕。過去曾發生過一個事件，是米契爾先生被照護人員
脫去衣服準備洗澡，但是他的鞋子以非常粗魯的方式脫下，使得
米契爾先生的腳指甲被拔了起來。我感到相當震驚，與照護者約
了下一週的面談時間，並帶著沉重的心情離開面談，我當時必須
趕去進行另一場面談。當那天傍晚我準備離開醫院時，我想起了
與那位主要照護者的談話，我感到愈來愈不自在，特別是因為我
在面談中表現的好像忘記這回事，且沒有做出任何解決之道。所

以回家之前，我去找了一位資深同僚見面，他同時也是臨床心理學部的主任。能夠談論我從主要照護者那裡聽到的事情，真是一大解脫，我感覺我的驚嚇與恐懼受到他人理解了，然後我感覺自己更能與同僚一起思考自己該怎麼做。我們決定我必須盡快與病房護理長討論受虐待的可能性，並告知主要照護者我所採取的行動。

　　當我與病房護理長見面時，我發現她一方面似乎對主要照護者所提所有事件都有某種解釋，另一方面她表示了擔憂，但是也暗示如果有虐待情形的話，始作俑者也是在她管理範圍之外的人。在與護理長的面談中，我開始覺得一切一定都是我想像出來的，而且我正在小題大作。面談結束之後，我再次變得警覺，因為我不認為有人會採取行動或進行任何調查，我與我的同僚再次進行討論，我們認為我應該準備一封信寄給醫院主任，並寄送副本給病房護理長，列舉我所聽到的事實，以及說明我的關心。

　　我注意到自己在擔心這個行動對我在病房的工作以及醫院其他部門的影響。我害怕自己會被當成告密者，並對工作造成傷害。我也注意到自己滿懷怨氣與憤怒，想要懲罰那位對無助的老人做出這種膽大包天惡行的人。但是我最感到驚訝的，還是我任憑自己陷入了懷疑與自滿的狀態中。

　　那位主要照護者的疑慮最終由醫院管理階層進行調查，並被謹慎處理。最後沒有找到虐待的證據，那位主要照護者起先說對於我採取這個行動，她感到很苦惱，之後她與夥伴討論之後，那位夥伴同意我的做法，她才發現到自己感到放心許多。這位照護者才剛剛訓練結業，是醫院的新人，我認為她可能排斥跟我面

談，而且不久之後，她離開了醫院，在其他地方接受了不同領域的護士職位。

◎ 評述

在關於「高齡虐待」（elder abuse）文章的評論裡，面對虐待的困難通常以問題呈現：「當我缺乏確實證據，有的僅是懷疑時，我該如何處理？」（Eastman, 1993）我認為我在追查虐待情形的經驗顯示，有些困難與因為可能的虐待而挑起的情緒有關，虐待的事實可能相當令人感到震驚且無法想像，並出現了想要裝作視而不見的壓力，相信一切都沒有發生。同時也有對報復的恐懼存在，以及對施虐嫌疑者採取報復性與施虐性態度的恐懼。我在追查施虐的經驗上顯示，為了要讓自己能夠思考並採取有效行動，能夠與一位獨立且中立的同僚討論，幫助自己處理掉上述的情緒是至關要緊的。

小結

與照護者的個人單獨諮商，可以幫助他們在高齡者看似無意義，卻相當干擾且挑釁的行為中找到意義。照護者通常必須處理許多非常困難的情緒，包括希望、絕望、沮喪、憤怒、噁心與怨恨。憤怒的高齡者特別容易激起報復性虐待，那些沒有機會分享並反省那些因為持續暴露在挑釁行為中而被激起感受的照護者們，特別容易將他們的感受以施虐方式表現出來。雖然患者的行為可能不會改變，但是如果我們能為行為找到一些意義，那麼這

些行為會變得容易忍受。諮商提供了機會去思考與高齡患者接觸而產生的感受，並且體會思考這些感受能如何幫助照護者更加瞭解患者。當照護者感到被理解且也有了更多理解時，那麼他們的內在便有了更多空間來承受高齡者惱人的情緒與行為，且在患者與照護者之間可能會出現更親近也更有價值的互動接觸。諮商所提供的理解與支援，幫助照護者認識並挑戰對患者無心的與報復性的虐待，並且更重要的是，能夠幫助預防對脆弱高齡者的施虐行為。

高齡者的諮商與心理治療：從精神動力觀點出發

第九章

照護人員的支持團體

引言

　　支持團體通常為了「取得更多來自同僚與諮商者（領導團體的人）的支援，以便針對工作上痛苦之處有更佳應對的希望」（Bolton & Zagier Roberts, 1994, p. 156）。與支持團體進行精神動力模式的工作，代表沉默的監控但不詮釋移情與反移情作用，並帶著「促進包容焦慮感的氣氛，而非驅散或硬性規定」（Hess, 2001, p. 122）的目標。Hess 指出相當重要的一點，支持團體對照護人員來說可能是一整週之中，唯一一個覺得工作上的困難可以被認同且被思考的場合。支持團體並非要成為團體治療，但是支持團體可能具有治療性。這類團體所能獲得的治療性益處，可能來自於「（諮商者）將自己願意與長期以來特定工作困難點『同甘共苦』的意願，傳達給照護團隊」（Hess, 2001, p. 128）。

　　幫助照護人員對自己的角色、組織資源以及限制理解更多是相當重要的，這些因素可能會促使或阻礙他們實現自己的角色。

支持團體在幫助照護者處理組織上的變動所造成的混亂與劇變時特別的重要（Morante, 2005）。Bolton 與 Zagier Roberts 提出警告，關於警覺轉變的需求以及團體無意識的目標，都可能會讓團體脫離軌道，也要留心避免陷入支持團體是「將不能忍受的變成能夠忍受」的過程（p. 165）。另一個實用的提醒是，院方常有深層的壓力，要將支持團體建立成為在團體內找出制度上問題的手段，促使眾人認為問題是照護人員方面個人疏失所造成的結果（Dartington, 1993）。同時，也必須留意組織性約束，例如人手不足與服務削減，通常都是照護人員無法決定的事情。

一個描述高齡者工作的精神病醫療團隊成員的團體諮商，說明患者的情緒世界如何滲入與他們工作的照護人員。作者總結道：「界線的脆弱性、自我的分裂、失去認同、削弱中的力量與權力、失去精力與功能等議題，都可以是高齡患者們經驗的小部分或大部分，伴隨著迫害性愧疚感的暗流，一同進入照護人員的內心世界」（Dennis & Armstrong, 2007, p. 158）。

照護人員支持團體的目標包括：

• 透過提供時間與空間，讓他們能反省照護生理或心理孱弱高齡者的情緒經驗，來幫助照護人員的照護角色。

• 鼓勵照護者思考患者對於在長期照護中心所抱持的感覺，向照護者證明他們自身的某些情緒，可能是來自患者的無意識溝通。

• 瞭解照護者們對於組織內部發展與改變的想法及感受，並討論這些感受會如何影響他們的工作。

- 思考但不詮釋支持團體中的移情與反移情機制。
- 思考做為一個整體的照護人員支持團體以及組織本身之間的關係。

　　支持團體擁有組織的管理與領導階層的支持是相當重要的（Robertson & Davidson, 1997）。我很幸運，因為我定期與醫院的資深管理階層人員商討，而他們對醫院裡的支持團體相當重視且鼓勵。接下來我將敘述在專為孱弱高齡者設置的長期照護病房（或稱「持續照護中心」）中照護人員的支持團體面談。關於這些患者所患疾病的敘述，已經在第六章詳細說明。面談在病房中進行，因為基於經費的理由，在支持團體面談當中不能提供代班人員。我們每週在一間可以俯瞰病房的員工活動室見面，有時候會有一兩位留值病房而缺席，且經常被電話或病房裡的病患呼叫鈕打斷。通常每次面談會有四到六位照護人員出席，混雜了受訓與未受訓護理人員，大部分都是女性，因為整個病房很少男性照護人員。由於輪班制度的關係，通常只有一到兩位出席者有參加過上一次的面談，且只有白班照護人員是團體成員。也有「仲介」與「人力銀行」照護人員來補足臨時的空缺，有時候他們也參加面談。

　　我將要敘述的「約克」病房支持團體進行了超過一年，直到我因為其他的工作必須終止團體面談。數個月之後，由於我的行程表出現更動，以及來自約克病房照護人員們希望繼續團體面談的要求，我重新開始這個團體。我將陳述團體重新開始後，一段超過六個月的狀況。我在前一章所提到過關於主要照護者諮商的

照護人員芭芭拉與貝蒂，兩位都是約克病房的照護人員，也不時會參加面談。在面談進行的六個月期間，在困擾著像是國家衛生事業局（NHS）這類組織的呼喊與改變中，出現了關於照護人員的巨大變動：為了達成必要的經費節省，醫院當局鼓勵照護人員申請資遣或提前退休；在經過多年延宕之後，建立長期照護中心新大樓的計畫終於獲得許可；照護中心的管理資方公開接受來自私人機關的投標；還有醫院當局要與其他部門合併，組成一個「聯合信託」。

約克支持團體

✠ 關於改變會讓工作人員與患者過於親近的擔憂 ✠

中心裡的改變讓照護人員體驗到失落與受拒的感覺，並因此覺得愈來愈對他們的患者們感到認同。

重新開始支持團體的第一次面談，病房護理長葛羅菈對其他照護人員感到很生氣。她抱怨其他人都不說話，雖然他們說想要參加支持團體，她也生氣醫院主任批評病房，說病房應該要像醫院裡其他病房一樣更有家的感覺，葛羅菈說每個人的家都不一樣，那麼為什麼病房不能不一樣？她覺得最受批評的，是主任說病房裡有極大的緊張感存在，當我說她好像覺得有緊張感是她的

錯時，葛羅菈的態度明顯的軟化下來，接著其他照護人員開始說話。一位年輕的輔助護士妃兒說她認為緊張感與對醫院未來的不確定性有關，特別是好幾位資深員工都離開了（包括照護團體主任與資深護理顧問戴安娜都在前兩個月之內離開了）。葛羅菈同意妃兒的說法，然後她悲傷地說自己再也不能去找戴安娜求助了。

在接下來一個月的面談中，葛羅菈看起來悶悶不樂，並且背向其他同僚坐著，向外盯著病房看。美樂蒂說到蓋新大樓的計畫，還有預定要蓋大樓的那塊地。她很擔心新大樓無法容納所有的病患，因為新大樓太小而且沒有足夠的地可以蓋更大的房子。其他照護人員加入討論，並指正美樂蒂的看法，不過他們也補充說了自己的擔憂。他們很關心患者會如何被分配到不同的地點，多半認為他們大概會到離親戚住的地方最近地點去，也就是說患者們會被遣散。我說我認為他們也在擔心患者在移動之前就先死了，他們同意我的說法，並說他們可以猜得出誰會在搬家過程中過世。兩位較年長的護理人員芭芭拉與麗茲，認為新大樓裡不會要受過訓練的照護人員。他們回憶起過去幾年醫院裡的幾次搬家，有時候會促通知因此準備不周，例如芭芭拉描述，有一次一整個病房在數天前才被通知要搬家。

一個月之後，照護人員們接到了傳閱通知，鼓勵他們申請資遣或提前退休。當芭芭拉與麗茲預計要提前退休時，出現了一股興奮的氣氛，我笑著說我們像是在開送別會一樣！過了一陣子眾人才安靜下來，一位資深照護人員告訴我們在另一個病房的年輕同事所說的話，那個人說年長的照護人員應該離開，把機會留給

年輕的人，在場的年長照護人員們都非常生氣，我說我認為這位年輕的照護人員毫無疑問的正在擔心自己的未來。一位年輕的輔助護士凱蒂同意我說的，並告訴大家自己正在還一筆巨債，並且很害怕如果沒有工作的話自己該怎麼辦。另一位較年長的輔助護士蘿絲看起來很苦惱，並告訴我們她的丈夫現在沒有工作，而他們有一筆抵押借款要還。

　　也有人聊到照護中心的管理資方要公開招標的新聞，照護者們很擔心，因為私人部門主要處理「第三部分設施」（part III accommodation）（適用於較不依賴且更有行動力的患者），且不清楚在長期照護中心的高度依賴患者所需的照護類型。有人於是提到另外一間病房的天花板據說「正在塌陷」。我說照護中心沒有他們的話也會塌陷，他們看起來很感動也很悲傷。我問為什麼他們不組織一個投標案，畢竟他們了解這個照護中心。

◎ 評述

　　第一次面談顯示了批評與失敗的感受如何在制度的階級中被傳下來。為高齡者服務的照護人員對失敗的感受特別敏感，因為他們對改善患者的生理健康，或者預防患者死亡都感到無助。更有甚者，整個照護中心整體就是一個巨大的困難。醫院當局正處在財務危機中，並已經決定要在醫療服務上做出經費刪減，並帶來令眾人感到無情難受的結果。不過就像 Tim Dartington（1993）所指出其中存在著一個危險性，也就是支持團體會串通起來，維持將醫院視作照護系統，在此系統中照護中心整體的困難，只會被理解作個人的失敗。

第九章　照護人員的支持團體

　　特別是在面談資料中顯示了病房護理長葛羅菈的心中充滿了被批評的感覺，當她攻擊下屬護理人員不在面談中發言時，她將這些被批評的感覺傳遞到了下屬身上。反過來看，葛羅菈可能是來自醫院主任相似情緒的接收者，這位主任的兩個資深同事都離職了。我認為那些離開的人一直都感到受拒絕且暗自醞釀許久了，離職了的照護團體主任過去就公開的對他的主任採取批評態度，我指出葛羅菈覺得自己要負責任，挑戰了她的這個信念。於是葛羅菈看起來比較不那麼生氣，並讓其他資淺照護者有空間談論自己的感受，特別是關於醫院裡幾件大事的難受感覺。

　　接下來的面談是關於即將搬入兩個較小的新大樓，如何激起高齡者嬰孩期感覺渺小與被拋棄的感受，這些焦慮是擔心新大樓太小而無法容納所有的患者。抽出照護者們擔心患者死亡的主題很重要，因為在搬家過程中，高齡患者會出現高死亡率是眾所皆知的（Davenhill, 2007b, p. 205）。照護者們通常對要談論關於對患者死亡的感覺感到很困難，也許是因為他們太常暴露在死亡的陰影之下。我認為這個時間點上，對照護者們來說要談論失去患者變得更加困難了，因為他們要面對太多其他的失落。照護者們覺得不被院方需要，而院方恐嚇他們說要把中心管理權交給私人部門。較年長且受過訓練的照護者常常會認同患者們，預期他們會在新體系裡遭受拒絕，新體系會歡迎未受訓、年輕的照護人員。這次搬家喚起了其他關於失去的記憶。

　　後續的面談資料顯示照護人員們如何試著處理這些沉痛感受所帶來的負擔。對於可能提前退休與解雇遣散金帶來的興奮，展現了對受拒絕感受的強力否認，但是仍不敵於年長與年輕照護人

員之間具迫害性的分裂氣氛，也就是年輕照護人員拒絕了資深照護人員們。整個團體於是耗在一股與高齡患者們所感受到的、非常近似的情緒中。這讓我想到在某些文化中的習慣，病弱的老人們會被逐出社區，並任憑他們自行死亡（de Beauvoir, 1970），當然與將高齡者放置在長期照護醫院裡的習俗沒有太大的不同。在資深與年輕照護者之間的分裂，似乎是年輕照護人員試圖要擺脫自身這種感受的嘗試。透過我參與了幾位年輕照護人員的恐懼，分裂就縮小了，某些針對擔憂的迫害性自我防衛「塌陷」了，並有空間留給悲傷與憤怒的情緒。我認為認同照護人員們的貢獻是相當重要的，因為他們有著自身無價值的感覺。同時我也提議參加照顧中心方案的投標來挑戰他們的無助感是有用的。

✠ 幫助工作人員重新取得角色與成就定位 ✠

當照護人員們覺得他們對醫院內部更動的焦慮感被思考且被理解之後，我注意到面談出現了進展。照護人員們於是能夠說出他們對患者的關心，並承認工作上所獲得的滿足感。

當我在假期結束之後與照護者們面談時，一如往常的開始晚了。我剪了頭髮回來，因此眾人對我的「短髮」開玩笑。葛羅菈特別的生氣，她不斷進進出出，讓我也生氣了。關於投標案似乎有許多疑惑與恐懼，內部管理部分現在已經公開招標了。照護人

員們抱怨一位當天沒有出席、新來的資深護理人員瑪麗蓮，他們形容她四處頤指氣使，對待別人的態度好像他人什麼都不懂似的。我提及關於不知道照護中心會何去何從的感受有多困難，以及該如何處理這些感受的問題。

　　一個月之後，照護人員們士氣相當低落，由於長期照護中心的改變，中心的照護者們最後並不符合資遣與提前退休的條件。眾人談到最近病房裡出現了小偷，偷了某些病患的錢，有人懷疑其中一位照護者就是小偷，面談中出現了緊張的氣氛。我說我認為眾人對於自己被偷走的東西感到很不開心，例如他們的工作，而且現在看起來他們似乎也沒有權力申請資遣與提前退休了。幾位照護者難過的同意我所說，其中一位說「什麼都沒了」，而且要承受這麼多不確定性而繼續工作真的很困難。

　　兩週之後的面談，出現了一場關於每當患者過世時痛苦感受的感人討論。兩位年輕的輔助護士說道最近病房裡的患者死亡，讓他們想起過世的朋友們。另一位較年長的輔助護士蘿絲說到當她過去擔任主要照護者的一位患者過世時，她有多麼地難過。那位新的同仁瑪麗蓮有出席而且看起來很畏縮，當我問她對眾人所說有什麼感覺時，她告訴我她是重生的基督徒，對死亡沒有恐懼與苦惱。

　　再過了兩週之後的面談，小偷的話題又再次出現。我重複了我的詮釋：照護人員們害怕自己會被偷走的東西，也就是資遣費或是工作的保障性。在病房裡發現了一些錢，但是不確定是屬於患者還是照護人員的。我說到當照護者們因為醫院搬家與管理階層可能的變遷，而面對這麼多自身的失落時，照護者感覺與患者

209

們很相似，因而產生了不確定。

　　兩週之後的面談氣氛輕鬆許多，但是更加深入。一位年輕輔助護士韋菈說起她的一位患者喬治，她擔任喬治的主要照護者。韋菈覺得自己沒辦法與喬治工作，若是讓其他人來擔任他的主要照護者會比較好。喬治稍稍能夠自由行動，但不斷跌倒，最近他又摔了一大跤，所以韋菈帶他到急診室照 X 光。喬治似乎不斷叫韋菈為太太，並且提議進行親密行為，讓韋菈非常難堪。我要求其他照護人員告訴我關於喬治的事情，眾人都紛紛提供了不同的資訊。

　　喬治患有帕金森氏症與失智症，才剛住進中心幾個月而已，喬治的太太患有乳癌，女兒最近與丈夫分居了，且有酗酒問題。有些照護人員知道喬治的兒子，他是一位上過地區預科學校的英俊男子。當兒子出現在病房裡時，他們看到他的制服以為他是飛行員，之後才明白他「只不過是公車司機而已」。

　　我談到喬治生命裡的悲劇、他的疾病、妻子的癌症，還有他害怕妻子恐怕會死的恐懼，同時還有他對孩子們抱持的雄心與失望。他承受著妻子變成生命中訪客的痛苦，在喬治迷糊的狀態中，韋菈可能對他來說更像妻子，因為她與喬治長時間相處，且以像是妻子會做的方式一樣近距離仔細照顧他。我說喬治可能在急診室裡感到相當恐懼，也許他怕自己會死去。

　　有幾位照護人員抱怨說，喬治在急診室裡被迫等了五個小時，如果他可以更快接受看診，對大家來說都不會那麼煩人。我提醒眾人在一般綜合醫院裡的混亂狀況，不過這些混亂已經有可能與其他醫院融合成一個新的「聯合信託」（Trust）了；還有

在這家醫院裡的混亂，以及要在這種狀況之下思考有多不容易。眾人於是開始談論不確定的未來，較年長的照護人員們仍然盼望著提前退休，另一方面年輕照護者們則感到相當樂觀。韋菈說她打算要接受護士訓練，凱蒂說她希望醫院搬家之後，可以改擔任照護者的工作。瑪麗蓮又再次看起來很抽離，當我鼓勵她說說話時，她說這裡的員工道德比她之前兼職工作的其他醫院好很多，她形容其他醫院裡充滿著敵意與猜忌的員工、隨便的工作環境，她疑惑不知道較高的道德標準，是否與支持團體面談有關係。

　　下一次面談中，我們再次討論到了喬治。喬治被帶去一般綜合醫院探視妻子，她因為癌症瀕臨死亡，突然入院了。眾人表達了許多關懷，韋菈說她現在與喬治相處的比較好了，也並沒有持續堅持不願擔任喬治的主要照護者。帶喬治去醫院時出現了延誤，因為他們發現喬治穿著別人的褲子，喬治很難過而且他的褲子不見了。兩位資深照護者，芭芭拉與麗茲接手這件事情，找到了喬治的褲子並完成了帶他去探視妻子的安排。她們兩位回來參加面談，並對完成任務表達了愉悅。

　　兩週之後是我放暑假前的最後一次面談，芭芭拉與麗茲去與醫院管理階層會面討論她們的未來，即便人事部門已經提供了可能的資遣費細節，但是她們卻被告知她們不能申請資遣與提前退休，因為長期照護中心的照護人員要全數保留。工會會議也已經舉行過，告知他們如果照護人員被轉移到私人機構會有什麼可能的結果。似乎沒有任何關於醫療服務狀況或退休金會受保障的長期保證，照護人員們感到非常生氣，我說他們的希望被挑起只是為了再次破滅。

許多人擔心醫院的投標案，案子還有兩個月才能做出結論。他們害怕案子最後會落到私人機構手上。照護人員們交換著關於在私人養護中心工作的令人擔憂的故事，在之前一位輔助護士現在工作的一家養護中心裡，薪水更少，患者們一大早被拉起床穿著睡衣等著吃早餐，而早餐品質很差，也因為經費關係，患者與照護人員的食物與供應物品嚴重受限。這討論愈來愈激烈，點綴著緊繃的笑聲，照護人員們與焦慮及絕望的感受拉扯著。我說我認為大家覺得不被院方需要且不受重視，因為他們覺得院方打算要將他們丟到私人公司的手裡。

◎ 評述

復活節假期的暫停面談，在團體裡引起了關於失落的情緒。在他們對我的移情作用中，他們覺得假期期間被我拋棄了，這種感覺可以見於他們在面談開始時讓我等待，就像我讓他們在假期中等待一樣，且削減了對他們的支援，就像他們對我說我的頭髮被剪短了一樣。葛羅菈在面談中不斷進進出出，在我對她的反移情作用中，我體驗到某些照護人員對於我自由來去所感到的憤怒。我並沒有對這些轉移的情緒做出詮釋，因為這會鼓勵對我產生治療性的依賴，在支持團體中是不恰當的。我認為我的任務是去思考這些反移情作用情緒能以什麼樣的形式反映照護人員們如何感覺自己在醫院中的角色。

照護人員們對憤怒的情緒特別無法承受，因為他們對失落感到悔恨：那些預期醫院改變所帶來的失落。我將眾人對瑪麗蓮所感到的憤怒解釋成這些憤怒也承載了他們對醫院管理階層，讓他

第九章　照護人員的支持團體

們對未來懷有這麼多不確定性而出現的憤怒。我也希望這個詮釋會和緩眾人與瑪麗蓮的關係，讓她免於承受被移轉到了她身上的情緒。幫助照護人員意識到他們的憤怒，避免這些情緒被加諸於患者身上特別的重要。

照護者們抱著懷疑與含沙射影地做了關於小偷的討論，但是最後並沒有變成對那個被告進行女巫獵殺是相當重要的，支持團體的任務並非尋找罪魁禍首。將小偷事件在醫院發展文本之下詮釋的有用之處是，照護人員因此能夠表達更多他們對未來的悲傷，這個詮釋為照護者表達出對病房裡最近死亡的哀悼鋪了路。這個資料顯示照護者如何不只是經驗失去患者的痛苦，也喚起了關於死去摯愛者的記憶。無論如何，我認為瑪麗蓮的重生基督徒立場，可能指出了團體中某些分裂的狂熱自我防衛，來抵抗那些悲傷與令人憂鬱的情緒。

對小偷的進一步討論，讓照護人員們失落的主題被進一步討論，並揭露對照護人員來說的另一個意義：他們所面對的失落與受拒的感覺，如何讓他們與患者們的悲傷更加靠近了，伴隨著在自己與患者之間出現了些許混淆。在我清楚表達了這個與患者混淆的源頭之後，面談中出現了放心的空氣，且值得注意的是在下一次面談時，出現了重新開始團體之後第一次關於某位患者有價值的討論。因此，處理關於組織上改變的悲傷，以及某些接踵而來的角色混淆，讓照護者們能回到自己的角色裡，並帶著關心考慮他們的患者們。他們因此恢復了一個有用處的分裂，使得他們能在自己與患者之間做出區隔。

照護人員們在面談中提出討論的患者喬治，讓他們收起了自

身的某些擔憂，這是很有趣的現象。喬治承受了疾病帶來許多痛苦的失落與失望，且面對著妻子的死亡，然後又摔倒了，在能被檢查是否有任何地方斷裂前，又被迫等了很長的時間。照護人員們也正在掙扎著面對搬入新大樓事件，且這可能會中斷某些照護者與患者的關係。像喬治一樣，照護人員們也在盼望資遣與期待提前退休上也摔了一跤；他們被迫繼續等待，因為還不知道誰會被分派到哪一個地點，還有是否會有一個新的私人管理階層，代表著更多的失落。喬治的問題如何反映了他們自己的問題，可能造成照護人員認為他很難應付，也透過了他的主要照護者口中傳遞出來。這個與照護者們談論對喬治觀感的機會，幫助他們將自己從喬治身上鬆綁，並享受與他工作帶來的滿足感。在討論喬治的過程中，照護人員們有意識地處理喬治的問題，並在無意識中他們處理著自己的失落議題。但是在支持團體的文本中，做出上述詮釋性的連結是不恰當的，因為這樣的連結暗示了我認為他們只有在處理自己的議題，以及我漠視了他們對喬治的關心。

在暑假前的最後一次面談，也就是照護人員們再次陷入了對未來的憤怒與擔憂中，顯示了當對於團體的支援將要中斷的時候，還有當他們遭受到對醫院變動恐懼襲擊時，要維持對患者體貼、考慮周到的困難性。他們被醫院當局管理階層以及要去度假的我給拋棄了。

小結

支持團體在幫助照護人員處理因為與生理、心理都脆弱的高

齡者工作而被激起的情緒上是相當有幫助的。這些高齡者的照護者們對投射的拒絕情緒、無助與失落特別沒有抵抗力；更有甚者，如同團體中所敘述的，組織上的變動代表著照護者們要面對更多未來的不確定性與不安，特別是在一個年齡歧視主義當道的社會中，如同第七章所談論過的。支持團體提供照護者們時間與空間來反思與表達他們工作上與對組織的感覺。照護者看到他們自己的情緒可能在某方面與患者的感受相似，因而獲得幫助，但同時將自己與患者們區分開來，且把握住自我技巧與能力的感知度。

照護者有機會表達他們工作上的憤怒與沮喪是至關要緊的，這在照護病重高齡者時，有時候無法避免，還有關於組織上的約束與改變所帶來的憤怒與沮喪，這也是照護者們可能幾乎沒有權力去影響的。如果沒有這樣的機會表達這類情緒，便有了情緒會被加諸於患者身上的危險性。照護者們也需要哀傷，在他們一次又一次面對患者死亡，提醒了他們其他痛苦的失落以及自身死亡的時候，他們也需要分享彼此傷心與哀慟。支持團體是一個讓人表達哀傷的空間，展現了照護者對患者的愛、關懷的認同與支持，以及展現了照護者們帶到工作中的報復性願望、關注、技能和感受性。

高齡者治療的教與學

引言

　　在當代精神動力學派的諮商與心理治療中，運用諮商者或治療師自身的感受是工作的核心。個體自我感受的核心：反移情作用，是精神分析理論與實踐的重大發展。在精神分析學之初，Freud 將反移情作用看作治療工作實質上的障礙，特別是他相信如果治療師對當事人的移情沒有被完整分析的話，可能會阻礙治療工作。正因為這個原因，Freud 與其他早期分析家才強調個人心理治療在治療訓練中的重要性。無論如何，上個世紀的中期以前，對反移情作用的思考改變了。一方面反移情作用被開放成為包含所有治療師在治療過程的情緒，另一方面，反移情作用被視為瞭解當事人與治療師之間無意識溝通的核心方法。Paula Heimann（1950）是上述發展的領導者，他指出個人心理治療的重點，並非要將實習治療師的情緒分析殆盡，是要讓他或她能「承擔」這些情緒，而不是以某些行動來驅散它們。在這之後，他們把治療的過程詮釋為：在過程中，治療師對當事人的情緒採

接受態度，並為當事人提供「包容」，特別是那些當事人可能覺得無法承受的情緒（Bion, 1962）。

　　另一個重要的發展是採用對母親與嬰孩的觀察，做為精神動力學與精神分析訓練的一環。Esther Bick（1968）在倫敦的 Tavistock 診所首先開始進行了針對孩童心理治療的觀察研究，藉著由一位實習治療師每週對一位母親與嬰兒進行一個鐘頭的拜訪，持續兩年。這位實習生採取的是觀察者的角色，他或她完全不發動任何互動，僅有被邀請時才積極地加入母親與嬰兒的互動。實習生完全不做筆記，但是在觀察之後寫下他或她能夠記起所有細節的「過程紀錄」（process recording）：敘述每時每刻看到與聽到的事物，更重要的是描述觀察者在觀察中的感受。這些紀錄之後便會在每週的研討會上進行討論，而研討會由一位資深治療師所領導（Rustin, 1989）。

　　Savi McKenzie-Smith（1992）引介了這種觀察技巧，以便對高齡者情緒經驗有更多理解。之後，一些提供高齡者治療性工作訓練的課程，都加入了觀察性研究當作訓練過程中的一個關鍵元素（Davenhill, Balfour & Rustin, 2007）。我鼓勵被分到我指導的臨床心理實習生們到類似社區日間照護中心、持續照護病房或是失智症小組等設施，商請進行觀察性研究。這個觀察提供實習生們與高齡者相處，卻沒有需要做出治療性介入的壓力，但是卻又有時間讓實習生基於自我情緒性反映來反思高齡者的經驗。

　　當實習生們開始治療工作時，他們會把自己與當事人之間特定的互動過程紀錄在會議中交給督導者，他們會再次被鼓勵在會議上反思自身的情緒性反應。我只偶爾旁聽或要他們安排做會議

的記錄，理由是因為督導的焦點是實習生心中對當事人的看法。督導模仿了包容過程，在過程中身為督導者的我，希望對實習生的情緒採接納態度，幫助他們處理他們的擔憂，並反思他們的情緒以便對當事人有更深一層認識。思考當事人在實習生身上以及實習生對當事人所造成的影響是很重要的，就像我們所有人一樣，實習生們有他們各自的脆弱之處，而當事人們在無意識溝通著他們的擔憂與脆弱時，對於實習生的這些脆弱之處會特別的敏銳。

　　當然在監督指導過程中還有許多其他議題需要被提出來，特別是關於治療技巧、為了將無意識帶進有意識察覺中的詮釋結構與時機、診斷與精神動力學公式化、治療分界線、倫理與機密、差異與多樣性等等。在本章中，我將會討論到上述這些其他議題，焦點是如何使用反移情作用，以發揮其治療性功能。

殘疾與脆弱性

　　實習生的殘疾是一個途徑，當語言因為失智症而失去功能時，透過這個途徑，患者可以與實習生建立連結，並傳達關於脆弱的感受。當實習生感到比較容易承認自身的殘疾時，他才能有創造性的思考，理解如何運用自己的殘疾，與當事人的無意識溝通。

　　我將陳述與多明尼克的工作過程，多明尼克觀察一位在失智

症小組的高齡者。這位高齡者是史特林格先生，現年七十多歲，因為他的妻子再也無法在家裡照顧他，因此轉診到失智症小組裡。十年前，他開始出現失智症症狀，多明尼克對他產生興趣，是因為小組裡的護士與他有許多溝通上的困難，特別是，他們不確定這位老人到底可以理解多少。史特林格先生多半只說單一的字句，有時候他似乎懂，有時又似乎不懂。多明尼克認為他可能可以藉著向史特林格先生展示有字彙或圖畫的卡片，或試著以書寫或畫圖來進行溝通，以試著評估史特林格先生的理解力。起初多明尼克對他的反應很有興趣，並且認為有可能建立起他失去的字彙。多明尼克想要問史特林格先生許多問題，史特林格先生有時候會回應，但多數時候是忽略，有時候則會變得很激動。我建議多明尼克，如果史特林格先生正在失去他的能力，那麼被問問題可能會讓他感到沮喪，無論他是無法理解問題或是無法說出清晰的回應。多明尼克很快放棄了這個途徑，並採取了觀察的角度，只是坐在史特林格先生身旁，試著思考自己與史特林格先生相處時的感受，以及對史特林格先生來說可能是什麼感覺。

史特林格先生與多明尼克相處時，似乎漸漸的放鬆了，多明尼克來看他時也會感到開心。有一次當多明尼克與他坐在一起時，多明尼克看到他對護理人員正在做的事情很感興趣，並且說了「很棒」，他觸碰了多明尼克的手臂並說「我的朋友」。之後他突然伸出手摸多明尼克的眼睛，多明尼克退縮、受到驚嚇，而且害怕史特林格先生會弄傷他。

當我們在督導討論這個觀察時，我向多明尼克建議，也許史特林格先生透過伸出手摸多明尼克的眼睛，是想要多明尼克知道

自己一些害怕與脆弱的感覺。隔了一週之後，多明尼克帶來了更多的觀察。當他抵達時，他注意到了史特林格先生特別衣衫不整，但是當他坐下時，史特林格先生微笑了。史特林格先生打了很多嗝，並不停撫摸自己的臉頰與手，他看著地下，沒有與多明尼克有眼神接觸，然後他把手伸向多明尼克其中一隻靴子，摸了靴子然後舉起靴子。

　　在督導上，多明尼克對碰觸靴子有許多想法，他認為不知道是不是相較於上一週他伸手摸了多明尼克的眼睛，史特林格先生找到了一種比較安全的接觸方式；或者多明尼克推測，不知道摸靴子與他所知道史特林格先生過去喜歡社交舞的歷史，是否有關係。

　　當我聽到這個觀察與多明尼克的想法，我想起了我與多明尼克第一次見面的經過。我當時就注意到了他的靴子，並想說那真是很特別的穿衣風格，並將風格特殊歸因於他的年輕品味。但直到後來，我才終於能接受那是一雙因為殘疾而有的特殊鞋子，從多明尼克的步伐中可以明顯的看出來，這也是我沒能夠早一點提出來的問題。我認為我很難理解多明尼克的殘疾，反映出承認自身或他人殘疾的痛苦。Valerie Sinason（1992）生動的描寫過關於心理殘疾，提醒我們所有人都掙扎著不要讓自己殘障，且不想承受我們現在如何、我們過去應該如何，或者我們過去曾經如何之間的差異。但是，對某些人來說，身體或頭腦的創傷代表著這個差異相當巨大，且帶來許多的痛苦。

　　我與多明尼克談論他那雙標誌著殘疾的靴子的意義，以及這個討論如何可能幫助我們理解更多史特林格先生與他的溝通，同

時我必須盡可能有和善輕柔的態度。多明尼克也瞭解到他在承認
這個殘疾象徵上的困難，他馬上想到史特林格先生可能想要透過
靴子與他建立連結：就像是在說「這裡有個人懂得殘疾，也許他
可以理解我感覺多無能與脆弱」。

　　一段時間之後，多明尼克開始與一位 87 歲的卡萊爾太太工
作，她在極端退縮與憂鬱的狀態之下住進醫院。卡萊爾太太極端
靜默，需要被積極鼓勵才會吃喝。多明尼克一開始是坐在卡萊爾
太太在小組裡的位置旁邊，她通常像對待其他護士與照護人員一
樣忽視多明尼克。多明尼克再次反思自己與她相處時的感受，並
試著思考她會怎麼想。有時候基於思考的結果，多明尼克會說出
他認為卡萊爾太太可能有的感受，並不是問題，而僅僅是一個陳
述，讓卡萊爾太太可以考慮或忽略。

　　在一次觀察中，卡萊爾太太開始拍打自己的額頭，起先是用
一隻手的手背，然後再用另一隻手。這讓多明尼克想起他與一位
患有孤獨症少年的經驗，這位少年會撞擊自己的頭、抓自己的
臉；多明尼克也想到了自己看過的一個影片，關於一個腦部受創
的人，照護人員們試著幫助他，然後患者開始生氣並咬自己的襯
衫。因此多明尼克對她說，卡萊爾太太可能覺得有多麼地生氣，
甚至對多明尼克生氣，且可能想打他。卡萊爾太太並沒有回應，
但是多明尼克注意到不同於上一次觀察，這次卡萊爾太太往前靠
向了多明尼克，且她睜開了過去一直緊閉著的雙眼。卡萊爾太太
再次重複拍打自己的額頭，於是多明尼克再次談到她的憤怒，卡
萊爾太太於是拿掉了兩個助聽器。多明尼克對於她如此清楚的表
達對他的憤怒感到很感激：卡萊爾太太不願意再聽多明尼克要說

什麼。一段時間之後，多明尼克注意到卡萊爾太太變得比較冷靜了，她好像在玩弄著助聽器，用其中一個去勾起另外一個。多明尼克在心中思考，不知道她是否用這個方式來提到多明尼克的殘疾，並解釋成一個殘障的人試著支援另外一個殘障者。

卡萊爾太太的憂鬱漸漸去除了，她開始在病房內和他人互動。多明尼克到卡萊爾太太的房間去探視她的兩週之後，她說她覺得多明尼克想要與她進行面談。多明尼克問她是否同意，卡萊爾太太回答「好」，並陪著多明尼克到他的諮商室裡。多明尼克持續與卡萊爾太太進行每週的支持性治療，直到數週之後多明尼克在這個位置的實習時間結束。

我認為多明尼克在觀察與反思自我想法與情緒上，發展出了非常纖細的感受力，他連結患者行動的能力也讓我印象深刻，他在想到自己的殘疾時也變得更加自在，也能開玩笑的想像自己的殘疾如何被用在與患者的無意識溝通。我認為這些發展幫助他與卡萊爾太太連結，否則卡萊爾太太一直是抽離且無法接近的。當卡萊爾太太恢復了一些之後，這個連結無疑促進了治療工作的同盟關係。

多明尼克的另一個當事人金太太，非常清楚的提到了多明尼克的殘疾。那是在多明尼克結束實習之前，她與多明尼克最後一次面談的時候。金太太以詢問多明尼克是否去游泳來開啟那次面談，多明尼克對這個問題感到有點驚訝，並回答說「最近沒有」，金太太繼續建議多明尼克應該要去游泳，因為那會幫助強化他的腿。多明尼克對於以這種方式關注他的腿，感到很難為情且相當受傷。之後金太太抱怨關於醫生的事情，她說自己不再相

信他們了，並且考慮接受法律援助。她也苛刻地批評護士們沒有把工作做好，甚至沒有把她的床鋪得令人滿意，然後金太太說到自己購買活動拖車與住在露營地的計畫。面談快結束時，金太太要求提早離開，並說自己有多麼享受他們的「閒聊」，多明尼克感到相當傷心。

金太太有很長的精神病史，在被轉到高齡者小組之前，她在成人精神病房待了很長一段時間，且很長時間沒有住在自己的公寓裡，她也不太可能再次獨自居住了。她與多明尼克之間有過相當不錯的接觸，我告訴多明尼克我認為金太太對他的離去感到極端的受傷且被背叛，對她來說又是另一個失落。有鑑於她對多明尼克採取像是對醫生與護士們的輕視態度，她的傷痛、脆弱與悲傷都暫存到多明尼克身上了。我認為金太太只能以這種「酸葡萄態度」來處理這次分離，好像她不會想念任何人一樣，因此她也可能首先離開或早退。不同於多明尼克可以自由行動，金太太現在要面對的是後半生都在一家醫院設施裡度過。

透過問題釋放情緒

問題可以用於將痛苦的情緒驅除，回到當事人身上。

有時候表面上看似在尋找資訊的問題，可以驅逐不舒服的情緒與認識。在實習的前幾週，實習生們多半將充滿了他們對當事人疑問的面談帶到督導上，我認為這與其說是反映了對當事人相

關資訊的需求，不如說是反映了實習生們的擔憂。舉例來說，多明尼克提到了與葛林太太的工作，葛林太太因為醫生們對她行為轉變上的關心，以及記憶出現問題，被轉介到多明尼克這裡。在葛林太太退休之前，她是資深學術工作者，但是之後她出現了表達上的困難，還變得非常健忘。她的困難原本被認為與情緒性因素有關，但是也不排除是器官上的因素。

　　葛林太太以非常惱怒的宣稱自己完全沒問題來開始與多明尼克的第一次面談，她不知道為什麼自己要與多明尼克見面，畢竟她在記憶診所與諮商師所做的測試獲得了滿分。面談以這種棘手的狀態持續下去，多明尼克注意到自己愈來愈焦慮，在數次想讓葛林太太參與卻失敗之後，他請葛林太太以一到十替「舒服與痛苦」量表打分數，告訴自己她是如何感覺。葛林太太回答「五」，多明尼克於是問到在空閒時間她都做些什麼事情，她給了一個很隱諱的答案。我說對多明尼克來說，我認為他早就透過自己與日俱增的不舒服感，得知葛林太太對舒服感的答案了。看來要思考自己對於受到失智症侵襲的恐懼、不舒服感，是相當困難的，之後在生理神經評估中，也確認了葛林太太罹患失智症的診斷。來自葛林太太且對多明尼克目前有明顯影響的，是無法想像的驚恐感覺。多明尼克問她的問題，是試著將驚恐丟回當事人身上的無意識手段。

　　另一位實習生慢慢的發現到，抗拒他稱之為「追根究柢」的態度，到底有什麼價值？取而代之的，他試著理解有哪些因素會妨礙當事人對治療師談論自己。他與一位罹患憂鬱症的高齡婦人每週進行治療，持續了數個月，婦人似乎沉溺在為多年前過世的

丈夫哀悼情緒中，她不常說到自己的生活，且對自己的婚姻生活描繪出一個相當理想化的圖像。這位實習生最後體會到：當事人特別擔心的，是她對自己所說的任何事情會有哪些回應。在一次面談中，婦人提到她很關心要把自己房子布置得更舒適，這位實習生詮釋說，他認為婦人也很關心是否讓他感到舒適。她沒有回答，但是在這次面談的後半段，她第一次承認自己與丈夫之間一些嚴重的困難點。

愧疚與脆弱性

實習生內在被激起的矛盾與愧疚的情緒，後來被理解成為一種早期溝通，這些溝通掩飾了當事人所說的話。

一位實習生密雪兒在開始實習的數週後，接受我們一位社區精神病照護中心人員的要求與荷莉太太見面。中心認為荷莉太太能夠從治療中獲益，幫助她度過這幾個月內發生的多起悲劇性的哀慟，先是荷莉太太照顧了多年的丈夫去世，之後一個女兒、一個兒子也相繼過世。密雪兒被要求到荷莉太太的家中與她見面，因為荷莉太太已經七十多歲，患有生理上的疾病讓她無法外出。當密雪兒與荷莉太太碰面時，她告訴密雪兒自己與過世了的那個女兒感情特別親密，她說自己面對這些死亡卻都哭不出來。荷莉太太敘述她的父親在她七歲的時候就過世，她是長女因此感覺自己必須要成為負責任的人。荷莉太太之後又對密雪兒說，她要當

自己母親與兄弟姊妹們的「媽媽與爸爸」，她覺得自己絕對不能哭。

　　在荷莉太太的評估期間，揭示了一個嚴格且苛刻的天主教教養方式，以及在她整個生命中的殘酷悲劇。荷莉太太自小被教導相信有火燒地獄的存在，她告訴密雪兒說，現在自己感覺麻木、悲慘且在地獄中被燃燒著。許多年之前，荷莉太太曾經酗酒，並接受了六年的治療，也認為治療很有幫助，荷莉太太說她覺得自己已經準備好再次接受治療。當密雪兒將這些資料告訴我時，她變得相當沮喪，向我坦白自己覺得非常愧疚，因為雖然她為荷莉太太感到非常悲痛，卻覺得自己無法承受與荷莉太太進行治療。密雪兒實習到目前為止，表現得很稱職，她已經開始與多位當事人進行定期的面談，在面對呈現出困難與痛苦問題的患者時，也表現出與當事人產生交集的勇氣。密雪兒也孜孜不倦地在安排著要開始個人心理治療，以輔助她在實習工作中的學習。因此當我聽到她對提供這位當事人治療態度有所保留時，我感到有些訝異，雖然她對自己的感受能夠採接受態度，讓我很欣慰。我向她保證沒有任何力量會強迫她為這位當事人治療，我也談到我們每個人的處理能力都有脆弱點與極限，也瞭解到這些極限有多麼重要，也不要試著表現得全能。無論如何，我認為試著對這個反應瞭解更多是很重要的，因此我建議密雪兒將評估期間延長一些，而不必預設要持續與當事人面談，我告訴她「只是視情況而定」。密雪兒很明顯的放心了，她同意多與荷莉太太進行幾次評估面談。

　　上次與我聊過之後，密雪兒在督導上再次提出荷莉太太時表

示，再次與荷莉太太的面談變得容易多了，密雪兒決定無論如何
自己可以繼續與荷莉太太見面，我們因此深入討論，並同意當密
雪兒下次見到荷莉太太時，她會安排每週面談，直到實習結束為
止。荷莉太太看起來很開心，但是下一週當密雪兒到達時，荷莉
太太並沒有準備蜜雪兒會出現，她說自己忘記密雪兒要來拜訪。
之後各式各樣圍繞著治療原則的問題發生了：好幾次當密雪兒抵
達時，荷莉太太家裡有朋友或是親戚來訪。我們決定要堅持原
則，當有他人在場時，密雪兒不會留下，只會說自己會在下週同
一時間過來。有一次密雪兒到的時候，看見荷莉太太因為氣喘發
作而坐上救護車前往醫院。下一週荷莉太太告訴密雪兒，她不知
道還有多少東西「在心裡」要發作。

　　我與密雪兒討論到，對在家或在某設施中進行面談，而非參
加療程的當事人來說，可能有哪些困難等等。不過荷莉太太找到
了方法，因此尊重並試著理解這些自我防衛是相當重要的。密雪
兒說在一次面談中，荷莉太太又說起了那位剛過世、她最喜歡的
女兒，但是又附加說到自己無法哭泣，她說自己覺得生理上生病
了，並指著自己的腹部。當我聽到這個面談時，我想起了密雪兒
當初覺得自己無法承受與荷莉太太進行治療時對於與荷莉太太面
談的不情願。於是我對密雪兒說，儘管有荷莉太太熱切希望進行
治療，現在我們可以看到密雪兒過去的感受，表達了荷莉太太內
心對於冒險進入思考一生中恐怖的失落與痛苦，是一股深沉且可
理解的不情願。

恐懼與依賴感

當事人對依賴感的恐懼，很快就會透過實習生的感受傳遞出來。

另一位實習生葛雷，當他陪著患者蕊絲太太到諮商室進行初次面談時，出現了一個非常古怪的感覺。蕊絲太太是一位七十多歲的婦人，雖然她生理狀況良好，卻跟著葛雷走得相當緩慢，葛雷告訴我自己感覺像是「拖著一隻羔羊上屠宰場」。蕊絲太太有長期憂鬱症病史，也有過幾次試圖幫助她卻失敗的經驗，蕊絲太太在一次自殺未遂之後，被送進了住院患者的小組。一進到諮商室之後，蕊絲太太就急著向葛雷說話，她不停地說話一直到面談結束，葛雷感覺自己幾乎沒有必要也沒有機會說任何話。在下一次見面時，葛雷看到蕊絲太太較快走向諮商室，並再次幾乎完全無停歇地說起話來。在這幾次面談中蕊絲太太描述最近幾個特別讓她感到苦惱的事件，且有可能是啟動憂鬱症的關鍵。

在我與葛雷討論這些面談時，很明顯的可以看出蕊絲太太雖然談到了她的早年生活，談到父親時語氣特別溫暖，但是卻完全沒有提及她的母親。只有在第二次面談快結束時，蕊絲太太才尖聲說不希望自己像母親那樣變成負擔，而且期望蕊絲太太照顧她。

蕊絲太太後來堅持自己不想待在住院患者小組，也不想參加

那裡的任何工作療法活動。數週後她出院時，她說她覺得與葛雷的面談很有幫助，並希望以門診病人的身分繼續與葛雷見面。不過，蕊絲太太並沒有回去見葛雷，即便葛雷鼓勵她這麼做。葛雷很喜歡與蕊絲太太見面，且覺得與她工作頗有助益，但葛雷最後感到相當失望。

　　上面的陳述可以清楚的看到，蕊絲太太覺得要依賴他人來照顧自己是非常難的。Brian Martindale（1989a）的研究揭示了早期失敗的依賴經驗連結，這個經驗會導致對生命晚期的依賴感到恐懼。蕊絲太太關於母親成為巨大負擔的故事，可能是 Freud 所形容的「遮掩記憶」（screen memory），且歸因於當蕊絲太太感覺母親成為負擔的早期經驗，而母親無法將她擁抱在內心，也許讓蕊絲太太暴露在不被擁抱以及變得支離破碎的恐懼之下。我認為當葛雷有了那個「拖著一隻羔羊上屠宰場」的感覺時，他可能從自身的感受中感覺到蕊絲太太的脆弱自我如何對再次失望感到恐懼。換句話說，蕊絲太太的嬰孩恐懼是：如果她讓自己被擁抱，她會再次被拋棄，並暴露在消滅的恐懼中。在葛雷與蕊絲太太的第一次面談上，她不停地說話，好像沒有必要聽葛雷說的任何事情，且葛雷也真的感覺自己無須說什麼。蕊絲太太持續地說話，可能是不依靠葛雷，而以自己的聲音來自我維持的方法。當蕊絲太太在關於參與治療工作的承諾上喚起了葛雷的希望，然後又以突然停止面談來讓希望幻滅，她可能也是在傳遞著自身某些早期的失望。

第十章　高齡者治療的教與學

◎ 評述

　　帶領我們體會反移情作用所帶來的有關理解治療師與當事人之間無意識溝通的貢獻，與 Klein 對 Freud 的投射概念進一步開展，兩者是平行發生的。Paula Heimann 的研究（1950）是對反移情作用思考改變的開始，她是 Klein 非常要好的同事，她所提出關於反移情作用的思考，應用了對投射性自我認同的理解。因此感覺無法承受的情緒與理智狀態，被理解成投射到治療師身上，以尋找包容性。最糟的情況是，幾乎沒有理智狀態，而是再現與理智作用相反的精神病層面，甚至「入侵並使理智麻木」（Caper, 1999, p. 148），也為包容性帶來許多的挑戰。

　　投射性自我認同包含著否認分離的錯覺，進行投射的一方，有效的將另一方視作自我的延伸。一旦接受帶有情緒的投射性自我認同的一方，錯覺就變成雙方所共有的，如同與另一方產生了同化融合。因此，投射性自我認同是帶著無意識情感的同理心的基礎，對於患有失智症的患者來說，還多了一種缺乏語言的感受。治療師需要有對當事人的投射情緒採取接納態度的能力，且不被情緒所淹沒，或者被逼迫拒絕某些情緒，並將它們推回到當事人身上。治療師需要能夠向後退一步，並為自己的情緒鬆綁，否則這些情緒可能會被當事人從治療師可能想要投射到當事人身上的情緒中調動，這些情緒可能是當事人希望被理解的部分，也可能是幻想中希望驅逐這些情緒，因此個體的無意識被調動了。無論如何，治療師對投射過程的接納態度提供相當重要的線索，以理解更多關於當事人無意識的理智狀態。

231

　　將自己從與當事人錯覺的同化中抽離出來的能力，基本上來自於一個人對理論架構與實作的理解及知識、個人治療及督導過程，其中，督導特別重要。舉例來說，在督導時，注意到某些對他人來說看起來很明顯的，但是自己卻無法看透的狀況，這是一種參與過的人都很熟悉的經驗（Caper, 1999）。督導，或者個人與理論體系的關係，提供了另一個觀點，幫助鬆開已經同化了的治療師與當事人；也有助於思考與承受那些原本認為無法思考或承受的事物。如果治療師可以包容這些情緒，那麼當事人就能有一些希望，因為終於有一個人可以承受這些情緒，可以思考並試著將他們經驗中無法思考的部分賦予某些意義。有些當事人可能受過太多情緒創傷，而沒有足夠的情緒資源來建立內在包容的感覺，且可能永遠需要某些外在的包容。某些當事人可能長期需要一個外在的人物資源以感覺被理解，且可能只能非常漸進的發展出理解的能力（Steiner, 1993）。藉著重複體驗包容，當事人可能最終能夠挽回自我失去的部分，並感覺更加整合與完整。

　　以史特林格先生為例，這位患有失智症並害怕失去理智的案例中，多明尼克坐在他身旁，以及試著思考史特林格先生過往經驗的意願，似乎催化了一種友善的接觸，也希望多明尼克能夠理解關於令人恐懼的殘疾。某些困難也被投射了，甚至是思考殘疾的恐怖與殘疾將帶來的最終結果。

　　金太太對多明尼克所提出明顯有幫助的建議，關於多明尼克應該去游泳來強化自己，是一個殘忍的攻擊，讓多明尼克多少體驗到了她的內心世界。我懷疑在這個對多明尼克的攻擊中，真正被外在化的是一個金太太心中精神病的、毀滅性的部分，攻擊了

自己脆弱且依賴的自我，不過金太太用了建議的形式來掩蓋它
（Steiner, 1993）。正是她理智中這個不可信任的部分，投射到
了試著要幫助她的醫生與護士們身上。金太太脆弱的自我被說服
了，透過將醫護人員的幫助摒除在外的宣傳戰術，認為是照護人
員們不可信任。另一個類似的狀況，當葛雷與蕊絲太太相處時，
覺得自己好像是拖著羔羊上屠宰場，我認為葛雷接收到了某些蕊
絲太太個性中毀滅性精神病的部分所投射出來的殘酷，這種個性
妨礙了蕊絲太太的「依賴自我」接受它所需要的幫助，同時也殘
忍地攻擊她的自殺意圖。蕊絲太太的脆弱自我相信了葛雷才是殘
酷的，還拖著她走向毀滅。

　　當密雪兒因為無法與荷莉太太進行治療感到愧疚時，我認為
她接收到了部分苛刻且無情超我的投射。當我與密雪兒談論這個
愧疚，並提出一個更同理、更實際的觀點，認同了我們尋常的極
限與脆弱性，使密雪兒的愧疚得以平息，讓必須要被承受的情緒
平息下來。我認為，因為荷莉太太擁有殘酷的超我，因此她的許
多悲劇與問題對她來說更難承受，它們會化妝成善惡觀念來怪罪
荷莉太太，並讓她對發生在自己身上大部分的事感到愧疚，就像
她自己說的一樣：她在地獄裡燃燒。

　　在督導過程中，幫助實習生們理解並處理他們與當事人的情
緒經驗，使他們得以感覺自己的擔憂與脆弱受到擁抱或接納，就
可以幫助他們反過來去擁抱當事人。治療性工作的焦點可能延續
很長一段時間，都在提供支持性治療，實習生在其中學習辨認，
並監控無意識溝通，但是並不嘗試透過詮釋將無意識情緒帶到意
識階層來。這項工作的目的在幫助實習生為當事人有意識與無意

識的情緒提供更高程度的理解與包容，且不期待當事人能夠重新取回自我投射的部分。

當一位實習生開始詮釋性地工作時，工作的重點在於 John Steiner（1993）所稱之為「分析者中心的詮釋」（analyst centered interpretations），是指當事人對治療師無意識的體驗，而不是要指出當事人可能會對治療師做些什麼。這種詮釋的目的在於清楚地表達移情作用中「投射」的本質，以及所引發的治療師經驗模式，顯示出這個投射可以被承受且被某人所思考。當事人也許終於能夠透過哀悼，獲得重新取得自我部分的能力，以幫助當事人與治療師切割。特別是透過參與當事人關於分離的情緒，無論是在面談結束時、假期或缺席時，以及治療終結時所引發的情緒。

小結

監控一個人的情緒反應（也就是反移情作用），在當代精神動力學實踐以及關於高齡者的精神動力模式治療的教與學，都是核心的概念。反移情作用的核心反映出對投射性自我認同溝通的理解。觀察性研究則是將實習生們從治療性介入決策的責任中解放出來，幫助實習生們變得對自己的情緒回應更加敏感，也幫助他們維持情緒，而不是在過程中驅逐情緒，也透過觀察而學習反思自己的情緒反應，如何呈現出他們自己對當事人的理解。就像我們所有人一樣，實習生將自己的脆弱帶進了治療中，而當事人可能對這個脆弱極端的敏銳，且可能為了完成自我投射的目的而與之牽連。督導過程中一個重要部分是：包容實習生的焦慮，並

幫助他或她對當事人無意識使用實習生的焦慮感與脆弱處，抱持開放接受的態度；同時理解這個投射過程的溝通面。對「反移情作用反應」的反思，在學習精神動力治療上是很關鍵的，特別是與罹患失智症、無法進行其他溝通形式的患者工作時，格外有用。

變老讓我們不得不隨著身體與頭腦的損耗，面對我們自身生理與心理的脆弱。首先當我們面對同時期人物、家人與朋友的死亡時，我們面臨到了生命本身的極限，最後則是自己的死亡。極限與脆弱並不是老年的專利，由於實習生們缺乏經驗狀態，有可能感到特別的脆弱與擔憂，因而為脆弱的投射性溝通提供了現成的誘餌。如果實習生們的擔憂能夠受到足夠的支持，他們便處於上風，能夠對他們內在激起的投射情緒採接納態度，且可能獲得某些理解：理解對於老化與瀕死各面向的內在困難。這些內在困難可能是對依賴的不寬容與缺乏，是來自於理智層面、精神病態的、自我崇拜的或全能的面向。一旦對治療性關係採取接納態度，就可以終止治療師對當事人投射的依賴與脆弱的自我。就本質上而言，治療師背負著協助這個自我的期望，也可能要承擔來自當事人人格的另一種虐待與怨恨，然而在這類人格中，這類的脆弱是不能被寬容的。這類不寬容可能起源於早期失敗的依賴關係，或是其他環境上與體質上的因素。但是我們瞭解：透過治療師的情緒，此時此刻的治療關係已經與這些持續性的恐懼進行了溝通。

治療關係為依賴與脆弱的恐懼提供了包容，因為治療師都努力成為可以被依靠的某個人，以便接收當事人被投射、無法處理

的各個面向。有些高齡當事人，可能永遠無法重新獲得投射，但是可能感到更受包容。另外一些高齡當事人可能透過哀悼的治療性工作，最終會感到更加完整且更整合。因此在本書的結尾，再次強調本書開頭所提到的：認識哀悼在高齡者治療過程中的重要性。

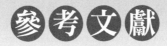

D. Atkins and D. Loewenthal (2004) 'The lived experience of psychotherapists working with older clients: an heuristic study', *British Journal of Guidance and Counselling*, 32, 4, 493–509.

E. Bick (1968) 'The experience of the skin in early object relations' in E. Bott-Spillius (ed.) *Melanie Klein To-day Volume 1* (London: Routledge, 1988), pp. 187–91.

J. Bicknell (1983) 'The psychopathology of handicap', *British Journal of Medical Psychology*, 56, 167–78.

S. Biggs (1989) 'Professional Helpers and Resistances to Work with Older People', *Ageing and Society*, 9, 43–60.

W.R. Bion (1959) 'Attacks on linking', *International Journal of Psycho-analysis*, 40, 308–15.

W.R. Bion (1962) 'A theory of thinking' in E. Bott-Spillius (ed.) *Melanie Klein To-day Volume 1* (London: Routledge, 1988), pp. 178–86.

W. Bolton and V. Zagier Roberts (1994) 'Asking for help: staff support and sensitivity groups reviewed' in A. Obholzer and V. Zagier Roberts (eds) *The Unconscious at Work* (London: Routledge, 1994), pp. 156–69.

I. Brenman Pick (1985) 'Working through in the counter-transference' in E. Bott-Spillius (ed.) *Melanie Klein To-day Volume 1* (London: Routledge, 1988), pp. 34–47.

R. Britton (1989) 'The missing link: parental sexuality in the Oedipus complex' in Britton, R. et al *The Oedipus Complex Today* (London: Karnac).

R. Caper (1999) *A Mind of One's Own* (London: Routledge).

R. Caper (2000) *Immaterial Facts* (London: Routledge).

P. Clark and A. Bowling (1989) 'Observational Study of Quality of Life in NHS Nursing Homes and a Long-stay Ward for the Elderly', *Ageing and Society*, 9, 123–48.

E. Cleavely (1993) 'Relationships: interaction, defences, and transformations' in S. Ruszczynski (ed.) *Psychotherapy with Couples* (London: Karnac), pp. 56–69.

K. Codeco Barone (2005) 'On the process of working through caused by severe illnesses in childhood: A psychoanalytical approach', *Psychoanalytic Psychotherapy*, 19, 1, 17–34.

W. Colman (1993) 'Marriage as a psychological container' in S. Ruszczynski (ed.) *Psychotherapy with Couples* (London: Karnac), pp. 70–98.

S. Critchley-Robbins (2004) 'Brief Psychodynamic Therapy with Older People' in S. Evans and J. Garner (eds) *Talking Over the Years* (London: Brunner Routledge), pp. 147–64.

A. Dartington (1994) 'Where Angels fear to Tread' in A. Obholzer and V. Zagier Roberts (eds) *The Unconscious at Work* (London: Routledge, 1994), pp. 101–9.

T. Dartington (1993) 'Clinical Commentary XVI', *British Journal of Psychotherapy*, 10, 2, 258–69.

R. Davenhill (2007a) 'Developments in psychoanalytic thinking and in therapeutic attitudes and services' in R. Davenhill (ed.) *Looking into Later Life* (London: Karnac), pp. 11–31.

R. Davenhill (2007b) 'No truce with the furies: issues of containment in the provision of care for older people with dementia and those who care for them' in R. Davenhill (ed.) *Looking into Later Life* (London: Karnac), pp. 201–21.

R. Davenhill, A. Balfour and M. Rustin (2007) 'Psychodynamic Observation and Old Age' in R. Davenhill (ed.) *Looking into Later Life* (London: Karnac), pp. 129–44.

S. de Beauvoir (1970) *Old Age* (Harmondsworth: Penguin).

F. De Masi (2004) *Making Death Thinkable* (London: Free Association).

M. Dennis and D. Armstrong (2007) 'Consultation at work' in R. Davenhill (ed.) *Looking into Later Life* (London: Karnac), pp. 145–59.

M. Eastman (1993) 'Elder Abuse, Education and Training' in Review Symposium, *Ageing and Society*, 13, 1, 115–17.

S. Evans (2004a) 'Elderly couples and their families' in S. Evans and J. Garner (eds) *Talking Over the Years* (London: Brunner Routledge), pp. 211–46.

S. Evans (2004b) 'Group psychotherapy: Foulkes, Yalom and Bion' in S. Evans and J. Garner (eds) *Talking Over the Years* (London: Brunner Routledge), pp. 87–100.

J. Fisher (1993) 'The impenetrable other: ambivalence and the Oedipal conflict in work with couples' in S. Ruszczynski (ed.) *Psychotherapy with Couples* (London: Karnac), pp. 142–66.

J. Fisher (1995) 'Identity and Intimacy in the couple: three kinds of identification' in S. Ruszczynski and J. Fisher (eds) *Intrusiveness and Intimacy in the Couple* (London: Karnac), pp. 74–104.

S. Freud (1917) 'Mourning and Melancholia', *Standard Edition*, 11 (London: Hogarth).

S. Freud (1896) 'Further remarks on the neuro-psychoses of defence', *Standard Edition*, 3 (London: Hogarth).

S. Freud (1905a) 'Fragment of an analysis of a case of hysteria', *Standard Edition*, 7 (London: Hogarth).

S. Freud (1905b) 'On Psychotherapy', *Standard Edition*, 7 (London: Hogarth).

S. Freud (1914) 'Remembering, repeating and working through', *Standard Edition*, 12 (London: Hogarth).

C. Garland (1991) 'External disasters and the internal world: an approach to psycho-therapeutic understanding of survivors' in J. Holmes (ed.) *Textbook of Psychotherapy in Psychiatric Practice* (London: Churchill Livingstone), pp. 507–32.

C. Garland (2007) 'Tragi-comical-historical-pastoral: groups and group therapy in the third age' in R. Davenhill (ed.) *Looking into Later Life* (London: Karnac), pp. 90–107.

参考文獻

J. Garner (2004) 'Dementia' in S. Evans and J. Garner (eds) *Talking Over the Years* (London: Brunner Routledge), pp. 131–46.

F. Glendenning (1993) 'Elder Abuse, Education and Training' in Review Symposium, *Ageing and Society*, 13, 1, 117–21.

P. Heimann (1950) 'On counter-transference', *International Journal of Psycho-analysis*, 31, 81–4.

N. Hess (1987) 'King Lear and some anxieties of old age', *British Journal of Medical Psychology*, 60, 209–16.

N. Hess (2001) 'The function and value of staff groups on psychiatric wards', *Psychoanalytic Psychotherapy*, 15, 2, 121–30.

N. Hess (2004) 'Loneliness in Old Age: Klein and others' in S. Evans and J. Garner (eds) *Talking Over the Years* (London: Brunner Routledge), pp. 19–28.

P. Hildebrand (1995) *Beyond Mid-Life Crisis* (London: Sheldon Press).

R.D. Hinshelwood (1987) *What Happens in Groups* (London: Free Association Books).

R.D. Hinshelwood (2002) 'Psychological defence and nuclear war' in Covington C. et al (eds) *Terrorism and War* (London: Karnac).

E. Hinze (1987) 'Transference, countertransference in the psychoanalytic treatment of older patients', *International Review of Psycho-analysis*, 14, 465–74.

E. Jaques (1965) 'Death and the mid-life crisis' in E. Bott-Spillius (ed.) *Melanie Klein To-day Volume 2* (London: Routledge, 1988), pp. 226–48.

D. Judd (1989) *Give Sorrow Words* (London: Free Association).

P. King (1980) 'The Life Cycle as Indicated by the Nature of the Transference in the Psychoanalysis of the Middle-Aged and Elderly', *International Journal of Psycho-Analysis*, 61, 153–60.

M. Klein (1940) 'Mourning and its Relation to Manic-Depressive States' in *The Writings of Melanie Klein Volume I* (London: Hogarth, 1975), pp. 344–79.

M. Klein (1946) 'Notes on Some Schizoid Mechanisms' in *The Writings of Melanie Klein Volume III* (London: Hogarth, 1975), pp. 1–24.

K. Lee, P.J. Volans and N. Gregory (2003) 'Trainee clinical psychologists' views on recruitment to work with older people', *Ageing and Society*, 23, 83–97.

D. Lessing (1984) *The Diaries of Jane Sommers* (Harmondsworth: Penguin).

M. Likierman (2001) *Melanie Klein: her work in context* (London: Continuum).

B. Martindale (1989a) 'Becoming Dependent Again', *Psychoanalytic Psychotherapy*, 4, 67–75.

B. Martindale (1989b) 'Review of Group Psychotherapies for the Elderly', *International Review of Psycho-Analysis*, 16, 508–10.

B. Martindale (2007) 'Resilience and Vulnerability in Later Life', *British Journal of Psychotherapy*, 23, 2, 205–16.

A. Mason (1981) 'The Suffocating Super-Ego: Psychotic Breaks and Claustrophobia' in J. Grotstein (ed.) *Do I Dare Disturb the Universe* (London: Karnac), pp. 139–66.

K. McHugh (2003) 'Three faces of ageism: society, image and place', *Ageing and Society*, 23, 165–85.

S. McKenzie-Smith (1992) 'A psycho-analytical study of the elderly', *Free Associations*, 27, 3, 3, 355–91.

D. Meltzer and M. Harris Williams (1988) *The Apprehension of Beauty* (Strath Tay, Perthshire: Clunies Press).

I. Menzies-Lyth (1960) *Social Systems as a Defence Against Anxiety* (London: Tavistock Institute of Human Relations, 1970).

E.J. Miller and G.V. Gwynne (1973) 'Dependence, independence and counter-dependence in residential institutions for incurables' in E.J. Miller, *From Dependency to Autonomy* (London: Free Association, 1993), pp. 67–81.

J. Milton (1994) 'Abuser and Abused: perverse solutions following childhood abuse', *Psychoanalytic Psychotherapy*, 8, 3, 243–55.

F. Morante (2005) 'Applying psychoanalytic thinking in a staff support group to reflect on service change and clinical practice in a specialist psychiatric service', *Psychoanalytic Psychotherapy*, 19, 2, 103–20.

B. Morrison (2006) 'I said to the nurse, please feed her', *The Guardian*, 7/01/06, available at http://www.guardian.co.uk/family/story/0,,1680652,00.html

M. Nolan (1993) 'Carer-Dependant Relationships and the Prevention of Elder Abuse' in P. Declamer and F. Glendenning (eds) *The Mistreatment of Elderly People* (London: Sage), pp. 148–58.

E. Noonan (1983) *Counselling Young People* (London: Routledge).

E. O'Shaughnessy (1999) 'Relating To The Superego', *International Journal of Psychoanalysis*, 80, 5, 861–70.

G. Pasquali (1993) 'On separateness', *Psychoanalytic Psychotherapy*, 7, 2, 181–91.

F. Plotkin (2000) 'Treatment of the older adult: the impact on the psychoanalyst', *Journal of American Psychoanalytical Association*, 48, 1591–616.

R. Porter (1991) 'Psychotherapy with the elderly' in J. Holmes (ed.) *Textbook of Psychotherapy in Psychiatric Practice* (London: Churchill Livingstone), pp. 469–88.

J. Reggiori (2004) 'Individual psychotherapy in the second half of life' in S. Evans and J. Garner (eds) *Talking Over the Years* (London: Brunner Routledge), pp. 131–46.

I. Robbins (1994) 'The long term psychological effects of the civilian evacuations in World War Two Britain', *British Psychological Society PSIGE Newsletter*, 48, 29–31.

S. Robertson and S. Davison (1997) 'A Survey of Groups within a Psychiatric Hospital', *Psychoanalytic Psychotherapy*, 11, 2, 119–34.

M. Rustin (1989) 'Observing Infants: Reflections on Methods' in L. Miller, et al (eds) *Closely Observed Infants* (London: Duckworth), pp. 52–78.

S. Ruszczynski (1993) 'Thinking about and working with couples' in S. Ruszczynski (ed.) *Psychotherapy with Couples* (London: Karnac), pp. 197–217.

H. Segal (1986) 'Fear of death: notes on the analysis of an old man' in *The Work of Hanna Segal* (London: Free Association), pp. 173–84.

V. Sinason (1986) 'Secondary mental handicap and its relation to trauma', *Psychoanalytic Psychotherapy*, 2, 131–54.

V. Sinason (1988) 'Smiling, swallowing, sickening and stupefying: the effect of sexual abuse on the child', *Psychoanalytic Psychotherapy*, 3, 2, 97–112.

V. Sinason (1992) *Mental Handicap and The Human Condition* (London: Free Association).

參考文獻

J. Steiner (1989) 'The aim of psychoanalysis', *Psychoanalytic Psychotherapy*, 4, 2, 109–20.

J. Steiner (1993) *Psychic Retreats* (London: Routledge).

P. Speck (1994) 'Working with dying people: on being good enough' in A. Obholzer and V. Zagier Roberts (eds) *The Unconscious at Work* (London: Routledge, 1994), pp. 94–100.

J. Symington (1985) 'The Survival Function of Primitive Omnipotence', *International Journal of Psycho-analysis*, 66, 481–7.

N. Symington (2001) *The Spirit of Sanity* (London: Karnac).

P. Terry (1998) 'Who will care for the older people? – A case study of working with destructiveness and despair in long stay care', *Journal of Social Work Practice*, 12, 2, 209–16.

P. Terry (2006) 'Terrors of Growing Old: Dependency, Loneliness and Death', *Therapy Today*, 17, 3, 9–11.

R.M. Young (1995) 'The vicissitudes of transference and counter-transference: The work of Harold Searles', *Free Associations*, 5, 2, 171–95.

J. Werth, K. Kopera-Frye, D. Blevins and B. Bossick (2003) 'Older Adult Representation in the Counselling Psychology Literature', *The Counselling Psychologist*, 31, 6, 789–814.

H.W. Wylie (1987) 'The older analysand: countertransference issues in psycho-analysis', *International Journal of Psycho-analysis*, 68, 343–52.

V. Zagier Roberts (1994) 'Till death do us part: caring and uncaring in work with the elderly' in A. Obholzer and V. Zagier Roberts (eds) *The Unconscious at Work* (London: Routledge, 1994), pp. 75–83.

國家圖書館出版品預行編目（CIP）資料

高齡者的諮商與心理治療：從精神動力觀點出發
　／ Paul Terry 著；秦秀蘭，李靈譯.
　--初版.--臺北市：心理，2014.04
　　面；　　公分.--（心理治療系列；22143）
　　譯自：Counselling and psychotherapy with older
　　　　　people: a psychodynamic approach
　　ISBN 978-986-191-562-3（平裝）

1.老年醫學　2.心理治療

417.7　　　　　　　　　　　　　　　　102017048

心理治療系列 22143

高齡者的諮商與心理治療：從精神動力觀點出發

作　　　者：Paul Terry

譯　　　者：秦秀蘭、李靈

執行編輯：高碧嶸

總 編 輯：林敬堯

發 行 人：洪有義

出 版 者：心理出版社股份有限公司

地　　　址：台北市大安區和平東路一段 180 號 7 樓

電　　　話：(02) 23671490

傳　　　真：(02) 23671457

郵撥帳號：19293172　心理出版社股份有限公司

網　　　址：http://www.psy.com.tw

電子信箱：psychoco@ms15.hinet.net

駐美代表：Lisa Wu（Tel：973 546-5845）

排 版 者：臻圓打字印刷有限公司

印 刷 者：正恒實業有限公司

初版一刷：2014 年 4 月

Ｉ Ｓ Ｂ Ｎ：978-986-191-562-3

定　　　價：新台幣 280 元